メカニズム探検ツアーにようこそ！

"麻酔"迷宮オデッセイ

文とイラスト
廣田 弘毅
富山大学麻酔科学 診療教授

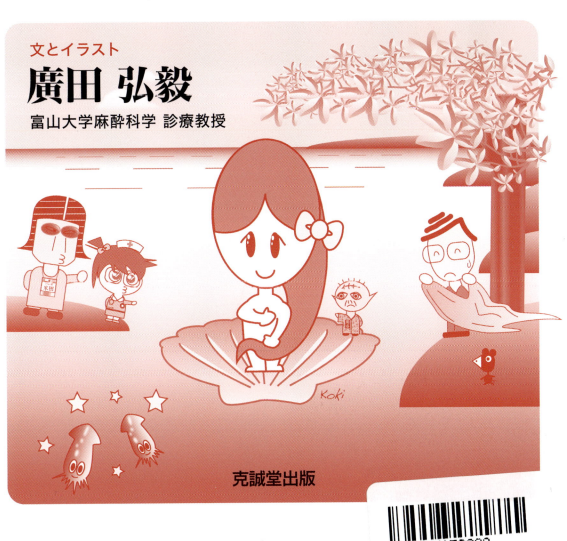

克誠堂出版

まえがき：麻酔科学は小説より奇なり

　麻酔メカニズム研究は不遇です．Nature誌やScience誌に載るようなノーベル賞級の研究がたくさんあるにもかかわらず，麻酔メカニズムの講演やシンポジウムに麻酔科医は集まりません．なぜでしょう？

　理由は簡単です．"手術室の司令塔"麻酔科医は忙しすぎて，麻酔メカニズムのことを考えるヒマがないのです．今日の手術室では，ハイリスク患者に対する複雑多様化した外科手術が当たり前のように行われています．麻酔科医は日夜，患者さんの疼痛を制御し，めまぐるしく変化する呼吸・循環動態を管理しながら"命のせめぎ合い"を展開しているわけで，とてもレセプタやチャネルなどミクロの決死圏まで，想いを馳せる余裕はないというのが現状でしょう．

　しかしながら，麻酔科医も麻酔メカニズムに興味がないわけではありません．いや，麻酔科医でなくとも"麻酔がなぜ効くのか"という世界の七不思議の答えを知りたくない人がいるでしょうか．それならば，"絵空事のような"細胞・分子レベルの話と，手術室で目の当たりにしている"現実の"臨床麻酔の世界をリンクさせてみたらどうだろう……わたしはそう考えました．タテのものをヨコにする，あるいは切り口を変えると，難解だったものがおもしろくなるんじゃないか，無味乾燥がワクワクになるんじゃないか，というのがこの本の根底にあるコンセプトです．

　そのパラダイム・シフトにあたり，再び登場してもらったのが杉谷野森子ちゃん（通称：モリリン）です．前作（参考文献1）ではミステリー好きのおしゃまな医学生だったモリリンは，いつのまにか医学部を卒業して，いっぱしの研修医になっていました．しかも何やら怪しげな呪文のようなミステリーをいろいろ探検してきたらしく，その経験が今回の麻酔メカニズム解明に役立つのかもしれません．

　本書は医学の専門書ではありますが，専門用語には適宜脚注をつけましたので，専門外の一般読者も麻酔の迷宮を楽しめると思います．さあ，あなたもモリリンと一緒に，麻酔メカニズムの旅に出ませんか．麻酔科学は冒険と驚き，そしてミステリーに溢れていることに，きっとお気づきになることでしょう．麻酔メカニズムに花束を！

2018年2月1日

廣田　弘毅
富山大学附属病院診療教授

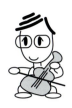 # 目次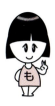

まえがき：麻酔科学は小説より奇なり iii
プロローグ 1

Chapter 1　もう一つのEther Day
　　　　　　―それは画家ロバート・ヒンクリーの物語―

- Ether Day を描いた男 7
- パリのアメリカ人 7
- 再びボストンへ 8
- Ether Day の生き証人 9
- エーテル特許訴訟裁判 10
- 解けない謎 11
- 最後の生き証人 11
- 本当の Ether Day 13
- 神様からの贈り物 13

モリリンの歴史捜査　　　　　　　　　　　　　15

Morilyn is Back！ 15
モートンの裏の顔 16
気化器のミステリー 17

v

Chapter 2　どくとるとモリリンのタコツボ探検
―麻酔メカニズム文献レビュー―

- 優れた麻酔科学者ほど聴衆を眠らせる・・・・・・・・・・・23
- 全身麻酔薬作用の拮抗〔論文1…25／論文2…28〕・・・・・24
- コンピュータを麻酔する？・・・・・・・・・・・・・・・31
- 全身麻酔薬の作用を分類する〔論文3…33〕・・・・・・・・32
- 意識のメカニズムにせまる・・・・・・・・・・・・・・・36
- Tononi 博士の思考実験〔論文4…39〕・・・・・・・・・・37
- 脳内のネットワークを網羅的に調べる
  ・・・・・・・・・・・・・・・・・・・・・・・・・・40
  〔論文5…41／論文6…42〕
- Goal directed therapy としての全身麻酔・・・・・・・・44
- 記憶と意識〔論文7…46〕・・・・・・・・・・・・・・・45
- 光で麻酔をコントロールする〔論文8…50〕・・・・・・・・49

Chapter 3　〈スピン・オフ〉麻酔科探偵モリリー・クイーンの冒険 第30話
逆Yの悲劇

絵と文：杉谷野 森子

- 初めての出張麻酔・・・・・・・・・・・・・・・・・・・55
- テイク・オフ（離陸）・・・・・・・・・・・・・・・・・56
- 宿敵，現る・・・・・・・・・・・・・・・・・・・・・・57
- タービュランス（乱気流）・・・・・・・・・・・・・・・58
- 麻酔科医の逆襲・・・・・・・・・・・・・・・・・・・・60
- コード・ブルー・・・・・・・・・・・・・・・・・・・・61
- コマンダーは誰か・・・・・・・・・・・・・・・・・・・64
- 長期出張・・・・・・・・・・・・・・・・・・・・・・・65
- ICU（集中治療室）へ入室・・・・・・・・・・・・・・・65

- ICU 入室第 1 病日 ・・・・・・・・・・・・・・・・・・・・・ 67
- ICU 入室第 2 病日 ・・・・・・・・・・・・・・・・・・・・・ 67
- タービュランス・再び ・・・・・・・・・・・・・・・・・・ 68
- ありえない光景 ・・・・・・・・・・・・・・・・・・・・・・・ 68
- 呼吸心停止 ・・・・・・・・・・・・・・・・・・・・・・・・・・・ 68
- モリリー PC 再起動 ・・・・・・・・・・・・・・・・・・・・ 69

読者への挑戦状 70

- 合同カンファレンス ・・・・・・・・・・・・・・・・・・・ 70
- 動かぬ証拠 ・・・・・・・・・・・・・・・・・・・・・・・・・・・ 71
- ナイチンゲールの涙 ・・・・・・・・・・・・・・・・・・・ 75
- ラスト・フライト ・・・・・・・・・・・・・・・・・・・・・ 75
- ランディング（着陸） ・・・・・・・・・・・・・・・・・ 76

Chapter 4　魔法の蒸しタオル
―どくとるとモリリンの脳科学実験―

- 若きモリリンの悩み？ ・・・・・・・・・・・・・・・・・ 79
- マスターの教え？ ・・・・・・・・・・・・・・・・・・・・・ 79
- ブラック・モリリン？ ・・・・・・・・・・・・・・・・・ 81

- 海馬と全身麻酔 ・・・・・・・・・・・・・・・・・・・・・・・ 83
- 神経入力の変化による全身麻酔薬作用の修飾 ・・・・・・・ 84

- ダーク・ベイダの過去？ ・・・・・・・・・・・・・・・ 86
- ギョーザの研究？ ・・・・・・・・・・・・・・・・・・・・・ 87
- 絶賛失敗中？ ・・・・・・・・・・・・・・・・・・・・・・・・・ 88

- 🔗 イオンチャネルの使用依存性変化・・・・・・・・・・・・・・ 90

失敗は成功の母？・・・・・・・・・・・・・・・・・・・・・・・・・・ 91
ナゾは解けた！……のか？・・・・・・・・・・・・・・・・・・・ 92
ハックルベリーおじさん？・・・・・・・・・・・・・・・・・・・ 93
扁桃……体？・・・・・・・・・・・・・・・・・・・・・・・・・・・・・・ 94
ギョーザの味は忘れない？・・・・・・・・・・・・・・・・・・・ 95
博士と助手の挑戦？・・・・・・・・・・・・・・・・・・・・・・・・ 97

- 🔗 海馬ニューロンに及ぼす扁桃体の影響・・・・・・・・・ 101
- 🔗 扁桃体/海馬スライスにおける全身麻酔薬の作用・・・・・ 102

その説明，お見事です！・・・・・・・・・・・・・・・・・・・・ 104
Bench to Bedside！・・・・・・・・・・・・・・・・・・・・・・・ 106
モリリンの凱旋！・・・・・・・・・・・・・・・・・・・・・・・・・・ 108

Chapter 5　モリリン，専門医試験を受ける

問題1 ……113 ／ 問題2 ……114 ／ 問題3 ……116 ／ 問題4 ……118

問題5 ……121 ／ 問題6 ……123 ／ 問題7 ……126

参考文献・・・・・・・・・・・・・・・・・・・・・・・・・・・・・・・・・・・・・ 129
あとがきとプチ解説・・・・・・・・・・・・・・・・・・・・・・・・・・ 131
索　引・・・・・・・・・・・・・・・・・・・・・・・・・・・・・・・・・・・・・・・ 135

プロローグ

「これが Ether Day だよ，Koki！」

2年間のカルガリー大学留学から帰国の日，麻酔科のロジャー・モルトビー教授はわたしにプレゼントを用意してくださった．それは，世界初のエーテル麻酔下手術の様子を描いたロバート・ヒンクリー作の油画 "The First Operation Under Ether" の精巧なレプリカであった（図1-1）．

1846年10月16日，ボストンのマサチューセッツ総合病院（MGH）において，世界初のエーテル吸入による全身麻酔下の手術が施行された．ヒポクラテスから始まった医学の歴史は2000年以上に及ぶが，麻酔が誕生したのは実はたった170年前にすぎない．つまり，それ以前には麻酔がなかった．虫歯の抜歯も無麻酔で行っていた．人びとは麻酔の発見を"神様からの贈り物"と讃え，この日を"Ether Day"と名づけた．ボストン出身の画家ロバート・ヒンクリーは，その歴史的瞬間をカンバス上に再現したのである．

絵の中央でエーテルのケトルを持って立つのは，世界初の麻酔科医とされるウィリアム・モートンである．モートンはこの日，エーテル麻酔の公開実験に成功し，医学史上のヒーローとなった．患者の頸部腫瘍摘出術を執刀しているのはハーバード大学外科の主任教授ジョン・ワレンである．MGH の外科医ジョナサン・ワレン（ワレン Jr）は，父ワレン教授の助手を務めている．その左後方から真剣な眼差しで手術を見つめる客員外科医パーソンの姿もある．執刀医の右側で興味深そう

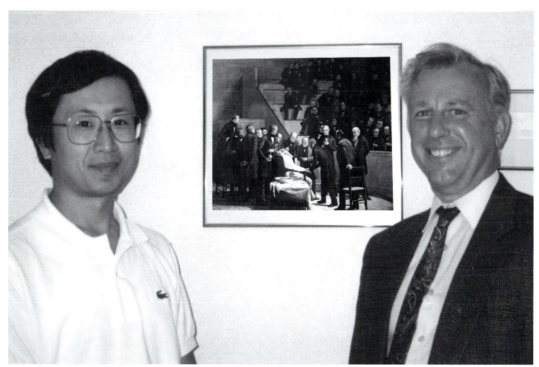

図1-1　ロバート・ヒンクリー作「The First Operation Under Ether」（レプリカ）の前で，カルガリー大学麻酔科学教授モルトビー教授から Ether Day の話を聞く著者
　　　（モルトビー教授の許可を得て掲載）

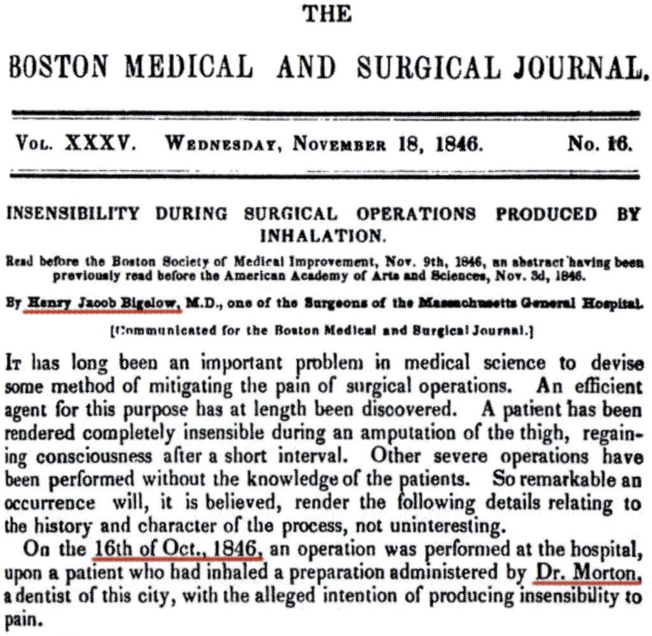

THE BOSTON MEDICAL AND SURGICAL JOURNAL.

Vol. XXXV.　Wednesday, November 18, 1846.　No. 16.

INSENSIBILITY DURING SURGICAL OPERATIONS PRODUCED BY INHALATION.

Read before the Boston Society of Medical Improvement, Nov. 9th, 1846, an abstract having been previously read before the American Academy of Arts and Sciences, Nov. 3d, 1846.

By Henry Jacob Bigelow, M.D., one of the Surgeons of the Massachusetts General Hospital.

[Communicated for the Boston Medical and Surgical Journal.]

It has long been an important problem in medical science to devise some method of mitigating the pain of surgical operations. An efficient agent for this purpose has at length been discovered. A patient has been rendered completely insensible during an amputation of the thigh, regaining consciousness after a short interval. Other severe operations have been performed without the knowledge of the patients. So remarkable an occurrence will, it is believed, render the following details relating to the history and character of the process, not uninteresting.

On the 16th of Oct., 1846, an operation was performed at the hospital, upon a patient who had inhaled a preparation administered by Dr. Morton, a dentist of this city, with the alleged intention of producing insensibility to pain.

図1-2 医学誌 New England Journal of Medicine の前身，Boston Medical and Surgical Journal（1846; 35:309-17）に掲載されたビューローの論文の一部．

に術野を覗き込んでいる紳士はイーブン・フロスト．彼は医師ではなく音楽教師であるが，かつてモートンのエーテル麻酔下の抜歯実験にボランティア参加した経緯で，エーテル麻酔を特等席で見学するという恩恵に浴した．

　そして，中央の椅子に腰掛けているのが患者ギルバート・アボットである．アボットはまさに頸部血管腫の摘出術を受けているところであるが，エーテル麻酔により完全な無痛状態となっており，ぐっすりと眠っているように見える．術野からやや離れたところで，感嘆の表情で立ち尽くす長身の青年医師は，ハーバード大学外科教授ヘンリー・ビューローである．ビューローは世界初のエーテル麻酔の様子を医学誌 Boston Medical and Surgical Journal に論文発表したので，その原文は現在でも読むことができる（図1-2）．

　「麻酔科留学の最後の日に Ether Day の絵なんて，最高のギフトです！」

　わたしは感激して言った．モルトビー教授は，カルガリー大学附属フットヒルズ病院の臨床麻酔科医であるとともに，麻酔科学の歴史にもきわめて造詣が深い．医学史家モルトビー教授ならではの粋な計らいであった．

　時間が経つのも忘れて絵に見入っていたわたしであったが，ふと妙なことに気づいた．絵の制作年である．

　「モルトビー教授，僕の見間違いでなければ，絵の隅に『1882-1893』と入ってますよ．これが本当なら，Ether Day の約40年後じゃないですか？」

　モルトビー教授は，とたんに悪戯っぽい笑顔になると，わたしにウィンクした．

　「Good point, Koki. 確かに，この絵は Ether Day のずっとあとに描かれたものだ．そもそもロバート・ヒンクリーは1853年生まれだからね」

「じゃあ，Ether Day を描いた画家は，Ether Day に生まれてなかった？」

「そう．それに……」

驚くわたしに，教授は衝撃の事実を口にする．

「この絵には，Ether Day にいなかった人も描かれている」

「……！」

ヒンクリーの"The First Operation Under Ether"は，レンブラントの名画"テュルプ博士の解剖学講義"（1632）と並んで，麻酔科医ならずとも医師であれば一度はどこかで目にしたことのある医学絵画であろう．当然，史実に基づいて忠実に再現した絵画だと信じきっていたわたしには思いがけなかった．

モルトビー教授は，わたしにまっすぐ向き直ると，まじめな顔になって尋ねてきた．

「Koki，帰国の飛行機まで，まだ余裕はあるかな？」

わたしが時間はあると答えると，モルトビー教授は画家ロバート・ヒンクリーが"The First Operation Under Ether"を描き上げるまでの経緯を聞かせてくれた．それは歴史に埋もれた，もう一つの Ether Day の物語であった．

Chapter 1

もう一つの Ether Day
─それは画家ロバート・ヒンクリーの物語─

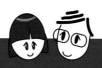

Ether Day を描いた男

　ロバート・ヒンクリーは，1853年4月3日，ボストンで生まれた．ヒンクリー家は当時，ボストンで知らぬ人がいないほどの大富豪であった．

　ロバートの曽祖父，サミュエル・ヒンクリー（1757-1840）は，マサチューセッツ州ハンプシャー裁判所の高名な判事であったが，不動産投資においてもかなりの才覚を示した人であった．ヒンクリー判事のやり方は，誰も住んでいない広大な原野を二束三文で買い付け，そこに学校や警察・消防署などの公共機関を建てたうえで宅地を造成して売り出す，言わば"街をまるごと地上げする"方法である．公共機関の斡旋や不動産取引上のさまざまな法的障害に際しては，マサチューセッツ州判事としての地位を存分に利用した．ヒンクリー判事はこのやり方で，巨万の富を築いた．実際，オハイオ州クリーブランド近郊にヒンクリーという美しい町があるが，これはヒンクリー判事が"まるごと"造った町である．

　ロバートの父，サミュエル・ライマンはヒンクリー判事の孫にあたるが，ヒンクリー一族の遺産を相続すると同時に，姓をライマンからヒンクリーに改名した．つまり偉大な祖父，サミュエル・ヒンクリーと同姓同名を名乗ることにより，莫大な資産のみならず，名声もちゃっかりと手に入れようとしたわけである．

　このように物欲と見栄にまみれたヒンクリー家に生まれたロバート・ヒンクリーであったが，彼自身は科学と絵が好きな，いたって純真な少年に育った．ロバート少年は，金儲けと贅沢の話しかしない父があまり好きではなかったが，ボストンで医学を学んでいた2人の叔父，ジョージ・ライマンとジョナサン・ライマンから科学の話を聞くのは大好きであった．特に，この街で十数年前に起こった衝撃的な事件，エーテル麻酔発見の話はロバート少年を興奮させ，彼の心に深く刻み込まれた．

パリのアメリカ人

　ロバート少年は14歳のときフランスに留学する．お金や地位にまったく興味を示さず，本を読んだり絵を描いてばかりいる息子に業を煮やした父が，パリの高名な画家カルロス・デュラン（1837-1917）にロバート少年を弟子入りさせたからである．デュランは当時，貴族や名士を相手に肖像画を描いて，大人気を博する画家であった．

　「肖像画家はずいぶん羽振りがいいものらしい．息子を有名な画家の元で勉強させれば箔がつくし，ゆくゆくは肖像画で儲けよう」

　父は例によって金と見栄で息子の留学先を決めた．留学の後見人として，パリ見物と洒落込むのもいいかもしれない．こうしてロバート少年は，デュランの元で画家修行を始めた．ここで学んだ写実的な肖像画技法は，のちにロバートが "The First Operation Under Ether" を描く際に役立つことになる．

　芸術の都パリで学びながら，ロバート少年の心は晴れなかった．彼の画家としての夢は，肖像画ではなく，風景画や歴史的絵画を描くことだったからである．当時のパリではエドゥアール・マネに始まる印象派の絵画が台頭してきており，写実的な肖像画は時代遅れになりつつあることを少年は知っていた．

　それから十数年の時が流れ，ロバートは29歳の青年画家になっていた．ロバートはデュランの

一番弟子として働くベテランの肖像画家であった．画家としての地位を得て収入も安定したロバートであったが，自分の生き方に疑念を感じていた．幼いころからの夢を忘れ，漫然と肖像画を描き続ける毎日．これでは，遺産で遊んで暮らす父と変わらないのではないか．そうわかっていても，経済的安定は人からハングリー精神や向上心を奪ってしまう．ロバートの自画像（図1-3）から，彼のそんな自己憐憫が伝わってくる．

そんな彼に転機が訪れる．デュランがロバートに，留学の卒業制作として巨大絵画を描くよう命じたのである．デュランも，この黙々と働くパリのアメリカ人に"儲からないが，最新モードの絵画"を描かせてみようと思ったのかもしれない．このときロバートが描いた絵が，今もヒンクリー家に残されている．"アレクサンドロス大王の宴"である．舞台は紀元前331年，アレクサンドロス大王によってペルシャ帝国の都ペルセポリスが征服され，盛大な酒宴と遊楽が開かれる．勝利の美酒に酔ったアレクサンドロス大王の軽はずみな戯言から，愛人タイースにより王宮が焼かれてしまう逸話である（図1-4）．

ロバートは，慢心から王宮を焼失させてしまうアレクサンドロス大王を，パリで才能を浪費しながら過ごす自身の姿に重ね合わせたのかもしれない．いずれにしても"アレクサンドロス大王の宴"はロバートの野心がみなぎる前衛的作品で，個々の人物は写実的に描かれているものの，全体的には印象派的かつ叙事的な大作であった．

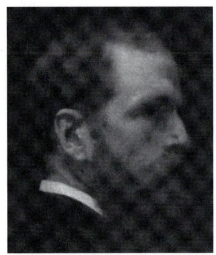

図1-3　ロバート・ヒンクリー（自画像）
1880年パリにて

再びボストンへ

"アレクサンドロス大王の宴"を描き上げ，ロバート・ヒンクリーの歴史的絵画への情熱は，一気に高まった．14歳でパリに来たロバートはすでに30歳になっていたが，2人の叔父から繰り返し聞かされていた"ボ

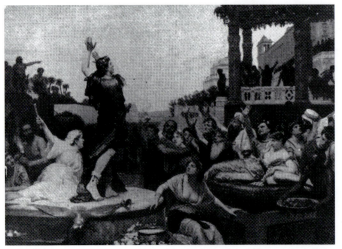

図1-4　ロバート・ヒンクリー作「アレクサンドロス大王の宴」
（1882年，パリ）

ストンが世界に誇る栄光の日"のことは，ずっとロバートの心の奥でくすぶり続けていた．

「Ether Day を描こう．医学史に残る名画にしてみせる」

パリのリベラルな空気の中で，ロバートの画家魂に火がついた瞬間であった．ロバートはボストンへ帰る決心をする．もちろん，Ether Day の資料を収集するためである．

1883 年 3 月，ロバートは懐かしい故郷ボストンの港に降り立った．実に 16 年ぶりの帰省であったが，のんびりと旧交を温めている暇はない．Ether Day に，誰がいて，何が起こっていたのか確かめなければならない．Ether Day は四十余年前の出来事である．このボストンにいったいどれくらいの資料が残っているのか，ロバートには見当もつかなかった．後世に残る歴史絵画を描くには信憑性が必要条件であり，事実関係の裏付けなしには単なるフィクションに終わってしまう．

ボストンに着いて，まずロバートがやったことは，新聞に広告を出して協力者を募ることであった（新聞記事）．これに反応して真っ先に手紙を送ってきたのは，ヘンリー・ビューローだった．ビューローはエーテル麻酔の発見を医学誌 Boston Medical and Surgical Journal に発表した人物で，Ether Day の現場に居合わせて詳細な論文を書いたわけだから，彼からの情報はきわめて貴重なものになるであろう．ビューローは当時ニューヨークに住んでいたので，ロバートはボストンでの取材が一段落すると，一路ニューヨークへ向かった．

《新聞記事》

 栄光の日，Ether Day を再現するプロジェクト

1846 年 10 月 16 日，ボストンのマサチューセッツ総合病院においてエーテル麻酔が発見された．この日は Ether Day と呼ばれ，ボストン市民が世界に誇る栄光の日である．ボストン出身の米国人画家ロバート・ヒンクリー氏は，この記念すべき Ether Day を 300 号の巨大な絵画として蘇らせようと計画中である．ヒンクリー氏は，パリの高名な画家カルロス・デュラン氏の元で研鑽中の新進気鋭の画家であるが，現在は Ether Day の資料を集めるためにボストンに滞在している．彼は数カ月後に再びパリへ戻り，その後 1〜2 年かけて絵を完成させるという．ヒンクリー氏はすでに，Ether Day に居合わせた医師や見学者たちから話を聞き，実際にエーテル麻酔が行われた講義室（Ether Dome）のスケッチを済ませた．忠実に Ether Day を再現するため，ヒンクリー氏はより多くの情報を求めている．情報をお持ちの方は No. 321 Dartmouth Street へ連絡されたし．

［Boston Evening Transcript（1883/3/30）と Boston Advertiser（1883/4/3）に掲載された内容を抜粋］

Ether Day の生き証人

ビューローは一言で言うと，派手でダンディーな老紳士であった．長身痩軀に，刺繍入りのベストと真鍮のボタンをあしらったライトブルーのスーツは，否応なしに見る人の目を奪うであろう．

「Ether Day の生き証人は，もう私一人になってしまいました」

と，ビューローが切り出したので，ロバートは驚いた．すでにロバートはボストンで"生き証人"の何人かに会っていたからである．どうやら，この老医師の話は"眉に唾を付けて"聞いたほうが

いいらしい．ロバートが "The First Operation Under Ether" の下絵を見せると，ビューローは興味を持ったようで，細かい注文をつけ始めた．

「私はモートンやタウンセンドより背が高かった」

「ワレンのせがれやパーソンは，かがんで術野を覗き込んでいたようだが，私は背筋を伸ばしてすっくと立っていた」

「私のスーツの下襟をもっとシャープに．ボタンの位置はもう少し低く」

「ウエストをやや高めに修正してほしい」

「ズボンをスリムに．私の服はすべてパリから取り寄せているからね」

ビューローはライトブルーのスーツの折襟を擦りながら言った．ロバートは "パリの伊達男は，そんなチンドン屋みたいな格好はしませんよ" と答えたいのをこらえた．ビューローからの情報は結局，Ether Day よりも自身の容姿のことばかりであった．"The First Operation Under Ether" を改めて見直すと，ビューローだけがカメラ目線ですっくと立っており，ダンディーに描かれているが，これはロバートがビューローの要望にしぶしぶ応じた結果であろう．

エーテル特許訴訟裁判

ビューローにかぎらず，Ether Day の生き証人たちの話には多かれ少なかれ齟齬があった．四十余年の歳月は，人々の記憶を曖昧にするのかもしれない．麻酔科医ウィリアム・モートンはすでに世を去っていたので，ロバートはモートンの息子を取材したが，これも仄聞の域を出ず，確実な情報は得られなかった．

そこでロバートが目をつけたのが，裁判記録であった．ビューローの論文の中では，モートンがエーテル麻酔の最初の発見者とされていたが，これに対し，歯科医ウェルズ，化学者ジャクソン，外科医ロングがそれぞれ自分がモートンより先に発見したと主張し，エーテル麻酔の特許権を巡って訴えを起こしたのである（**コラム 1**）．そのため，Ether Day に関与した主要な人物は，この裁判に証人として出廷し，1846 年 10 月 16 日にモートンのエーテル麻酔の現場にいたかどうか証言している（**表**）．ハーバード大学の高名な医師たちが裁判で偽証するとは考えにくい．ロバートはこの証言内容を元にして "10 月 16 日，Ether Dome に間違いなくいた人物" を描くこととし，ハーバード大学医学図書館に行って主要人物たちの肖像画をスケッチした．

コラム 1

エーテルの発見を巡っては，歯科医ウィリアム・モートンと彼の師ホース・ウェルズ（1815-1848）およびハーバード大学の化学者チャールズ・ジャクソン教授（1805-1880）の 3 人が優先権を巡って法廷で争った．さらに外科医クロウフォード・ロング（1815-1878）が，Ether Day 以前の 1842 年に自分はエーテル麻酔で手術したと主張したので，この 4 人で争うこととなった．結局，特許権はモートンとジャクソンが獲得したものの，学術的な優先権については 4 人が死ぬまで決着がつかなかった．現在では，最初にエーテル麻酔下の手術を行ったのはロングと考えられており，アメリカ合衆国議会議事堂にはクロウフォード・ロングの大理石像が立っている．

表　Ether Day（1846年10月16日）にいた人

「いた」と証言	「いなかった」と証言
アボット（患者）	ワレンJr（MGHの外科医）
モートン（麻酔科医，歯科医）	パーソン（MGHの外科医）
ワレン（執刀医，ハーバード大学外科 主任教授）	
ビューロー（ハーバード大学外科 教授）	
ヘイウッド（MGHのレジデント）	
タウンゼンド（MGHの外科医）	
ウェリントン（内科医，アボットの主治医）	
グールド（MGHの内科医）	
ダルトン（ハーバード大学の医学生）	
ヒルドレス（ハーバード大学の医学生）	
フロスト（一般の見学者）	

エーテル特許訴訟裁判の証言より．

解けない謎

　これで，Ether Dayの登場人物とスケッチはすべて揃った．さあ，パリへ戻って"The First Operation Under Ether"の制作に取りかかろう．とはいうものの，ロバートにはどうしても腑に落ちない点があった．ワレンJr（執刀医ワレン教授の息子でMGHの外科医）とパーソン（MGHの客員外科医）である．ロバートはEther Dayの取材中に，この2人の医師の名前を繰り返し聞いた．あの自分本位のビューローですら"ワレンのせがれやパーソンは，かがんで術野を覗き込んで……"と言っていた．しかし裁判の証言（表）によれば，この2人はEther Dayにいなかったのだ！

　いなかったはずのワレンJrとパーソンの名を，なぜ，多くの人が口にするのであろう．結局，自分はEther Dayを何も理解していないのかもしれない．自分が描こうとしているものは，歴史的絵画でもなんでもなく，肖像画の寄せ集めではないのか．釈然としない気持ちがロバートを疑心暗鬼にしてゆく．3月にボストンに降り立ったときの高揚感はすでに消え失せ，ロバートは自己嫌悪の闇の中に堕ちてゆくのであった．

最後の生き証人

　パリへの出発も迫った1883年の5月，ロバートは1通の手紙を受け取った．ヘイウッドからの手紙であった．ヘイウッドはEther Dayの生き証人の一人で，直接会うことはかなわなかったが，ロバートの求めに応じ手紙を書いてくれたのである．

　勇んで封を切ったロバートであったが，手紙の冒頭を読んでがっかりした．"Ether Dayは土曜日……""ワレン教授の手術をワレンJrが手伝って……"などの文言が並んでいる．1846年10月16日は金曜日だし，ワレンJrがいなかったことは裁判の証言でわかっている．この老医師もまた，記憶の掛け違いを起こしているのだろうか．

　しかし，その長い手紙を最後まで読んでロバートはハッとした．そこには"私は当時，まだ下っ端のレジデントだったので，手術室の準備や手術記録を書くのが仕事でした"とあった．

　「そうだとも．まだ行くべきところが残っている！」

　ロバートはMGHへと向かった．四十余年前にヘイウッドが書いたEther Dayの手術記録が，

まだ残っているかもしれない．

　幸いなことに，そして敬畏すべきことに，カルテ庫には1811年MGH開院以来のすべての診療記録が保管されていた．Ether Dayのカルテは"**MGH手術記録**"第30巻に収められていた．若きヘイウッドは，手術だけでなく麻酔の様子もこと細かく記載していた．

《MGH手術記録　第30巻》

❖ 1846年10月16日金曜日　頸部腫瘍摘出術

　この日，MGHでは，ギルバート・アボット20歳・男性の頸部腫瘍摘出術が予定されていた．ワレン教授は術前カンファレンスで"この手術では，特別な方法を使うので公開手術とする"と説明した．レジデントたちは，特別な方法が何なのか皆目見当がつかなかったが，ヘイウッドは数日前に代筆したワレン教授の手紙を思い出していた．それは歯科医ウィリアム・モートン宛の手紙で，"10月16日の手術で，貴殿の発明した無痛処置を試したい"という内容であった．

　患者アボットが講義室に入室し，ヘイウッドはいつもどおり患者を手術台に横たえた．ワレン教授がメスを持ったので，ヘイウッドやほかのレジデントは患者の手足をベッドに強く拘束した．麻酔のない時代，患者の拘束は当然のことであった．しかしワレン教授は一向に執刀せず，何かを待っているようであった．

　そのままの状態で15分以上が経過し，いぶかしく思い始めた見学者たちはざわつきだした．ワレン教授はヘイウッドたち手術スタッフに向かって宣言した．

　「諸君，始めるとしよう．どうやら，"波"には何か用事ができたらしい」

　ワレン教授が患者にメスを入れようとしたときであった．突然，講義室のドアが開き，一人の紳士が現れた．その紳士は薬液の入ったケトルを持っていたので，ヘイウッドは，波が歯科医モートンだとわかった．

　「君がヒーローになる瞬間のために，ずっと待っていたんだよ」

　ワレン教授はモートンに向かって言った．

　「さあ，始めてくれたまえ！」

　モートンは手にしたケトルを使って，薬液を患者に吸入させ始めた．あとからわかったことであるが，この薬がエーテルであった．驚いたことに，エーテルを吸入し始めて数分でアボットは眠ってしまい，ワレン教授が体にメスを入れても，動くことも叫ぶこともなかった．

　しかし患者が無反応状態であったのは最初だけであった．しばらくするとアボットは激しく手足を動かし，奇声を上げたので，ヘイウッドたちはアボットを押さえつけなければならなかった．ワレン教授は見学者たちに向かって

　「これは，まやかしではありませんぞ」

　と説明したが，ヘイウッドは，約1年前にこの講義室で行われた笑気麻酔実験（**コラム2**）のことを思い起こさずにはいられなかった．エーテル麻酔にも，まだ改善の余地があるように思われた．

❖ 1846年10月17日土曜日　上腕脂肪腫摘出術

　ワレン教授もヘイウッドと同じ印象を持ったらしく，翌日の10月17日に第2例目のエーテル麻酔下手術が計画された．症例は女性患者で，上腕の脂肪腫摘出術であった．

　この日，モートンのエーテル麻酔はよく効いていた．しかし手術はわずか7分間で終わり，この程度の侵襲であれば，当時行われていたアヘンやアルコールを使った鎮静でも十分に対応できた．その点で，エーテル麻酔の有効性が発揮されたとは言い難かった．

❖ 1846年11月7日土曜日　大腿切断術

　第3例目のエーテル麻酔症例は大手術であった．アリス・モハン20歳・女性の大腿切断術である．そしてこの日，モートンは真のヒーローとなる．

　当時，四肢の切断術はもっとも壮絶な痛みを伴う治療の一つで，患者からは忌み嫌われていた．手術の直前に逃走したり，自殺する者もいた．しかし，この日は違っていた．モートンがエーテルを投与すると，約3分間でアリスは眠ってしまった．大腿は鋸で切断され，すべての血管が処理され，そして断端が形成されるまで，患者はピクリとも動かなかった．術後エーテル麻酔から覚めると，彼女は"まだ手術は始まらないの？"と不平を言い，すでに足が無くなっていることを知ると心底驚いていた．アリス・モハンの術後経過はきわめて順調で，12月22日に無事退院した．

コラム2

　Ether Dayの1年前の1845年，歯科医ホース・ウェルズ（1815-1848）は，ハーバード大学で麻酔の公開実験を計画した．ところが被検者となった若い男性患者は，笑気を吸入したとたんゲラゲラ笑い出し，とても抜歯どころではなくなった．世紀の大実験のはずが，大茶番劇に終わってしまった．失意のウェルズは麻酔薬に対する熱意を失ったあげく，とうとう1848年に自殺してしまった．

本当のEther Day

　ヘイウッドの手術記録を読み終え，ロバートはすべてを理解した．エーテル麻酔が本当に成功したのは，10月16日でも10月17日でもなく，11月7日であった．それならば，世界初のエーテル麻酔下手術の絵画は，10月16日から11月7日までの3回の手術を総合して描いてこそ，医学史的意味合いがある．

　ワレンJrとパーソンは，11月7日の手術に外科医として参加していた．ワレンJrは，以前からモートンのエーテル麻酔下の抜歯に着目しており，エーテル麻酔が医学の進歩に及ぼすであろう計り知れない影響を見抜いていた．父ワレン教授に，エーテル麻酔を外科手術に試すよう強く勧めたのもワレンJrであった．パーソンは，ボストン以外でエーテル麻酔下手術を初めて行った人物で，エーテル麻酔の普及に大きく尽力した．Ether Dayの生き証人たちが口を揃えてワレンJrとパーソンの名を挙げたのは，11月7日の手術やその後のエーテル麻酔法確立に八面六臂する2人の活躍を，10月16日の記憶と混同したからであろう．

　一方モートンは，エーテルにオレンジ風味をつけて"レシオン"と名づけるなど，エーテル麻酔で一儲けしようと企んでいた節がある．ワレンJrとパーソンがいなかったら，エーテル麻酔は"門外不出の謎の薬"で終わっていたかもしれない．

神様からの贈り物

　ロバートはパリへ戻り，数年かけて絵を完成させた．1846年10月16日，Ether Domeにいた人物に，ワレンJrとパーソンを加えたものである．この面々を描いてこそ"神様からの贈り物"エーテル麻酔発見の真の歴史的意味合いがある．ボストンの旅を終えて，ロバートはそう断言できた．

"The First Operation Under Ether" は，ロバートの自信と気迫がみなぎる300号（2.4 m × 3.0 m）の大作で，現在はハーバード大学のカウントウェイ医学図書館に展示されている．

　パリでの長い修行を終えたロバートは，その後，米国ワシントンDCへ移り住み，エレノア・オドネルと結婚して3人の子をもうけた．1941年6月1日，ロバート・ヒンクリーは88年の満ち足りた人生を終えた．彼がワシントンDCで描いた350枚の絵の多くは，米国政府の庁舎や国立美術館に展示されている（図1-5）．

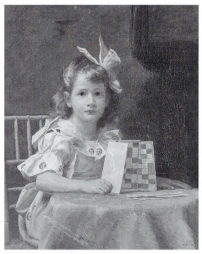

図1-5　ロバート・ヒンクリー作「テーブルに座る少女」

モリリンの歴史捜査

Morilyn is Back！

どくとる KOKI :　これが，カルガリー大学のモルトビー教授から伺った"Behind The Ether Day"というわけです．教科書に書いてある定説でも，視点を変えると新しい真実が見えてくることがわかったと思います．以上で，今夜の研修医イブニング・セミナーは終わり……あれ，後ろから2列目で爆睡してるキミは，ひょっとして……？

研修医 杉谷野 森子（モリリン） :　ふにゃ……．ひぇんひぇ，ごぶひゃたです（センセ，ご無沙汰です）．

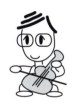
診療教授 どくとるKOKI
富山大学附属病院の麻酔科医．手術室では患者さんを安らかな眠りへといざない，病院コンサートではチェロの調べで患者さんの心を癒す．研修医時代に麻酔メカニズムに魅せられて，はや四半世紀．今ではすっかり麻酔迷宮の住人になってしまった．

研修医 杉谷野 森子（モリリン）

富山大学附属病院の研修医．医学生時代に，お酒と麻酔の関係を調べようとして，麻酔メカニズムにハマった経験あり．その後，医学ミステリーの旅に出たが，どうやらまた富山大学に戻ってきたらしい．おっきな瞳がくるくる動く，好奇心旺盛なリケジョ．

ナビゲータ

どくとる :　やれやれ．研修医になったモリリンに久しぶりに再会したと思ったら……．確か，初めて会ったときも，キミは講義室で熟睡中だったよね．

モリリン:　いやいや，センセ，私は眠っているように見えても，ちゃーんとアンテナ張ってるんです．それに，センセと麻酔のミステリーを冒険したあと（参考文献1），たくさんの医学ミステリーを旅して，成長しましたから！

どくとる:　じゃあ，成長したモリリン先生．今夜のセミナーの感想は？

モリリン :　えと，今回の主役は麻酔科医モートンでも外科医ビューローでもなくて，画家のロバート・ヒンクリーです．"歴史の定説は真実とはかぎらない．今明かされるEther Dayの真実！"……ってカンジ？

どくとる:　うーん．恐るべし睡眠学習……．

モリリン:　てゆーか，結局，エーテル麻酔が成功したのは1846年11月7日なんですよね？

| どくとる | いや，不完全だったにせよ，1846年10月16日にEther Domeでエーテル麻酔を用いた手術が行われたのは紛れもない事実．ビューローが書いた論文にも，はっきりそう書いてある〔プロローグ：図1-2 (p.2)〕．ただ画家ヒンクリーは，Ether Day の約40年後の視点で事実関係を見直したってこと． |

| モリリン | ナルホド．その目で見ると，エーテル麻酔の普及にホントに貢献した人は誰なのか，見えてきちゃった……． |

| どくとる | そうだね．10月16日と17日の手術は，しょせん体表の小手術だった．11月7日の大腿切断という大手術に成功して初めて，全身麻酔が"神様からの贈り物"として認識されるようになった． |

| モリリン | 11月7日の手術に加わったワレンJrとパーソンは外せない！ |

| どくとる | 2人はその後，エーテル麻酔の普及に尽力したしね． |

| モリリン | だからヒンクリーは，ワレンJrとパーソンを10月16日にタイム・スリップさせちゃった． |

| どくとる | ヒンクリーの絵の中に"Ether Day にいなかった人が描かれている"のは，そういう理由だったんだ（参考文献2）． |

モートンの裏の顔

| モリリン | そうなってくると，モートンって結構，挙動不審だなあ．エーテル麻酔で一儲けを企んでいたんでしょう？ |

| どくとる | 実はモートンは，アメリカ各地で借金を踏み倒したり，詐欺で警察に追われていた．各州で指名手配されたあげくボストンに流れてきた（参考文献3）． |

| モリリン | おやおや，なんかキナ臭くなってきたぞ． |

| どくとる | 歯科医ウェルズに強引に弟子入りしたり，ハーバード大学のジャクソン教授に近づいて上流階級をよそおい，ボストンの大富豪の娘，エリザベス・ホイットマンと結婚した． |

| モリリン | それって，ケッコンサギって言うんじゃ……．女の敵！ |

| どくとる | 実際，ホイットマン家に借金の肩代わりをさせてるからね． |

| モリリン | ありえなーい！ |

| どくとる | それどころか，ボストンでは歯科医を名乗り，エーテル麻酔の"無痛抜歯" |

で大金を稼いでいた．

モリリン　私，"モートンは世界初の麻酔科医"って聞いて尊敬のマナザシだったのに．ガッカリです．

どくとる　むしろ，お尋ね者．

モリリン　もう，こうなったら"モリリンの歴史捜査"です！　モートンのハゲのカラを剝いでやるぞ！

どくとる　バケのカウでしょ？

気化器のミステリー

モリリン　そもそも10月16日に，モートンが遅刻してきたのがひっかかってたんですよね．自分の発明したエーテル麻酔を披露する大舞台に遅刻しますか，フツー？

どくとる　一説によると，モートンは公開手術の直前まで"気化器"の調達に奔走していたらしい．

モリリン　気化器って，エーテルの気化器ですか？

どくとる　エーテルは常温ではほぼ液体だから，なんらかの方法で気化させないと患者さんに吸入させられない．

モリリン　それはわかってますって．私が知りたいのは，10月16日以前は"気化器なしで，どうやってエーテルを患者さんに吸入させていたのか？"ってことなんです．

どくとる　さすがモリリン．数々のミステリーを旅してきたと豪語するだけのことはあるね……．10月16日以前，モートンは抜歯の麻酔しかしていない．だから短時間の麻酔で十分だった．おそらく，瓶の中で気化させたエーテルガスを吸入させ，患者さんの意識が消失したら……．

モリリン　エイヤッと抜歯しておしまい……？

どくとる　ところが，ワレン教授から依頼されたのは抜歯ではなく外科手術だった．持続的なエーテルガス吸入のためには吸気弁・呼気弁の付いた気化器が必要になるが，医学の知識がないモートンには，その意味がわからない．

モリリン　センセ……私，モートンのことをどんどんキライになっていくんですけど．

どくとる　モートンが弁付き気化器の必要性に気づいたのは，10月16日の公開手術

の前日だった．モートンは，あわてて科学実験機器メーカーに弁付き気化器の作製を依頼するが……．

モリリン　　そうか，モートンの遅刻の理由がわかったぞ！　モートンは弁付き気化器の到着をギリギリまで待っていたんだ．

どくとる　　そうなんだ．でも結局，弁付き気化器は間に合わなかった．モートンは止むをえず，それまで使用してきた気化器（図1-6）を使った．

モリリン　　ちょっとマッタ！　この気化器を長時間使っていると，呼気の混合が起こって，吸入するエーテル濃度は下がっていきます！

どくとる　　おやおや，お嬢さん．どこかで麻酔回路の知識を？

モリリン　　そう，あれは"エイヤーのTピース事件"のときだったかしら……（遠い目）．

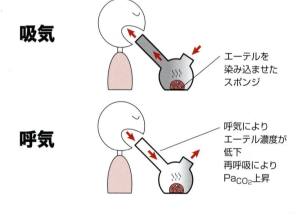

図1-6　1846年10月16日（Ether Day）にモートンがエーテル麻酔に用いたと考えられている気化器の模式図
このときは弁なし気化器であったので，再呼吸により経時的に吸入エーテル濃度の低下および動脈血二酸化炭素分圧（Pa_{CO_2}）の上昇が生じる．

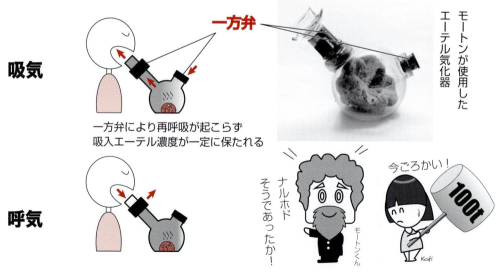

図1-7　1846年10月17日と11月7日は弁付き気化器を用いたので，吸入エーテル濃度は一定となり，麻酔は成功した．図中の写真はモートンが使用した気化器（Ether Dome Museum, Boston, MA）．

どくとる	地味に気になるー.
モリリン	再呼吸によって動脈血中の二酸化炭素分圧（Pa_{CO_2}）も上昇するハズです！
どくとる	ヘイウッドの手術記録に"しばらくすると患者は激しく手足を動かし，奇声を上げた"とあるけど，これはモリリンの言うように，エーテル濃度が低下し麻酔深度が浅くなったことと，Pa_{CO_2}の上昇による中枢神経興奮作用の両方が同時に起こったためだと思うよ.
モリリン	10月17日と11月7日のエーテル麻酔が成功したのは，モートンが弁付き気化器（図1-7）を手に入れたから（参考文献4）.
どくとる	画家ヒンクリーが"弁付き気化器の秘密"にまで気づいていたかどうかわからないけど，10月16日から11月7日までの3回のエーテル麻酔を統合して描いたのは，画家としての彼の才覚じゃないかな．エーテル麻酔が医学の進歩に及ぼした影響まで包含させた歴史絵画だからこそ，この絵は名画として後世まで残った.
モリリン	私，エーテル麻酔発見のヒーローはモートンだって思ってたんですけど，ヒンクリーの目で見直すと，モートンって行き当たりばったりで，無教養で，おまけに自己チュー…….
どくとる	さっき言ったでしょ."教科書に書いてある定説でも，視点を変えると新しい真実が見えてくる"って．じゃあ，麻酔メカニズムの論文も"視点を変えて"読んでみようか？
モリリン	わあ，おもしろそう！……ってゆーか，センセのトコに来るとナゼか乗せられちゃうんだよなー．

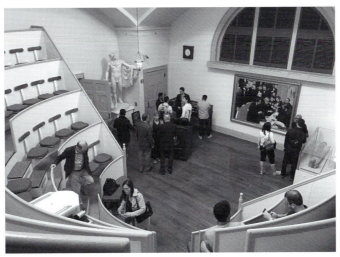

現在の Ether Dome（2017年撮影）

Chapter 2

どくとるとモリリンのタコツボ探検

―麻酔メカニズム文献レビュー―

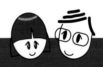

優れた麻酔科学者ほど聴衆を眠らせる

モリリン 　センセ，よく学会で麻酔メカニズムのシンポジウムやってるじゃないですか．"麻酔はなぜ効く？―医学の七不思議―"なんてタイトルを見るとメチャおもしろそうだし，"よーし，勉強するぞー！"って勇んで聞きに行くんですけど……．

どくとる 　だんだん眠くなっちゃう……？

モリリン　麻酔メカニズムの講演会って，会場に麻酔ガスでも流してるんでしょうか？センセのリフレッシャーコースなんか，爆睡したもんなー．

どくとる　優れた麻酔科学者ほど，たくさんの聴衆を眠らせるのさ！……でも，モリリンの言うように麻酔メカニズム研究が難解なのは事実．なぜなら個々の研究が"タコツボ化"しているから．

モリリン　タ・コ・ツ・ボ……？

どくとる　自分の研究分野（タコツボの中）は詳細に知り尽くしているけど，異なった実験系の研究（隣のタコツボ）のことはわからないので議論がかみ合わないことを"研究のタコツボ化"と言うんだ．

モリリン　そりゃあ，客席で聞いてるわたしたちがチンプンカンプンなのも当然です．でも，どーしてタコツボ化するんだろ？

どくとる 　麻酔メカニズム研究の分散・孤立化を招いた最大の原因のひとつは，全身麻酔薬の作用部位が明らかにされていなかったことだと思う．

モリリン　えっ，全身麻酔薬の作用部位なんて，脳に決まってるじゃないですか！

どくとる　いやいや，一口に脳と言っても，さまざまなニューロン，シナプス，チャネル，レセプタ，細胞内情報伝達などいろいろなターゲットがあるでしょ．やっかいなことに全身麻酔薬は，生体内であらゆる系に多かれ少なかれ，なんらかの影響を及ぼすんだ．

モリリン 　ちょっとわかってきたかも．たとえば"ある麻酔薬が脳内のある酵素を抑制した"からといって，それが"意識消失作用"につながるとはかぎらない……．

どくとる　そうなんだ．古今東西の麻酔メカニズム研究者は，さまざまな動物の標本でさまざまなターゲットを想定して麻酔薬の作用を研究し，それぞれ得られた結果に符合する仮説を報告してきた．

モリリン　A 先生は生理学的に，B 先生は生化学的に，C 先生は遺伝子学的に……ってことですよね．そら，タコツボ化するわな．

どくとる　というわけで，タコツボ探検に出かけるとしようか？

モリリン　おともいたしヤス！

全身麻酔薬作用の拮抗

どくとる　もし全身麻酔薬の作用を"拮抗する"薬や方法が見つかれば，それを手がかりにして全身麻酔のメカニズムが解明できるんじゃないかという発想は以前から存在したんだ．たとえば……．

モリリン　全身麻酔の圧拮抗ですね（図2-1）．高圧でオタマが麻酔から醒める（参考文献5）！

どくとる　そうだね．タコツボ探検の手始めに，全身麻酔の圧拮抗の実験から"臨界容量仮説"を提唱した Miller 博士の論文を読んでみよう．

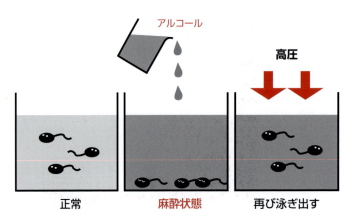

図2-1　オタマジャクシが泳いでいる水槽にエチルアルコールを入れていくと，やがてオタマジャクシは底に沈んで動かなくなる．つまり麻酔状態である．この水槽に高い圧をかけると（水槽中のアルコール濃度は依然変わらないにもかかわらず），オタマジャクシはスイスイ泳ぎ出す．

論文1
The pressure reversal of general anesthesia and the critical volume hypothesis
全身麻酔の圧拮抗作用と臨界容量仮説

Miller KW, et al.
Mol Pharmacol 1973 ; 9 : 131-43

　全身麻酔薬の作用メカニズムを明らかにする目的で，イモリを用い全身麻酔薬の圧拮抗作用を検証した．イモリに麻酔薬（笑気などのガス麻酔薬）を投与し，作用力価（麻酔作用が現れる濃度）を測定した．麻酔効果は，チャンバーを20度傾斜させ正向反射の消失（LORR）[*1]で判定した．全身麻酔によって生じたLORRは，34-204気圧の加圧によって圧依存性に拮抗された（麻酔作用が消失した）．

　Millerは気体の状態方程式を適用して細胞膜の体積変化を計算し，次のような仮説を立てた．投与された麻酔ガスがニューロンの細胞膜に溶解すると細胞膜は膨張する．細胞膜にはイオンチャネルやレセプタなどの細胞機能を調節するタンパクが存在するから，細胞膜が膨張するとそれらのタンパクの機能が障害されニューロンの機能が低下する．これが麻酔状態である（臨界容量仮説）．この状態で高圧をかけると膨張した細胞膜が圧縮されるためニューロンの機能が正常化し，麻酔作用が拮抗される（図2-2）．すなわちMillerは，全身麻酔の圧拮抗作用を物理化学的に説明した．

*1 床の傾斜などに対して，動物が正しい体軸を保とうとする反射．この反射が失われた時点を意識消失と判定する．

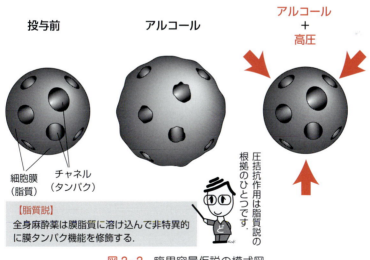

図2-2　臨界容量仮説の模式図
詳細は本文参照．

モリリン	気体の状態方程式が出てきたときは"まじやべえ"ってカンジだったけど，図2-2を見たら全身麻酔の圧拮抗メカニズムと臨界容量仮説がざっくりと理解できました．全身麻酔薬は膜脂質に非特異的に溶け込んで，膜タンパク機能を修飾するという仮説を示してるんですよね．
どくとる	いわゆる"脂質説"だ．"非特異説"とも言う．
モリリン	ただオタマやイモリだと，ちょっと説得力に欠けるなー．
どくとる	全身麻酔の圧拮抗はヒトを含め，さまざまな実験動物で確認されてるよ．でも圧拮抗を否定する報告もある．麻酔科学者 Franks と Lieb のグループはホタルの発光タンパク・ルシフェラーゼに及ぼす全身麻酔薬の作用を検討したところ，圧拮抗作用は認められなかった（参考文献6）．
モリリン	とゆーことは，Miller 博士の臨界容量仮説（図2-2）では，すべての麻酔作用を説明できない？
どくとる	うん．高圧環境における興奮作用によって全身麻酔の鎮静効果が打ち消されただけという考え方もある．
モリリン	鎮静が興奮で打ち消される？　ブスブス……．
どくとる	あれ，焦げついた？　じゃあ臨床症例で説明してみよう．図2-3は麻酔科医 M 子先生の麻酔中の BIS モニター*2 の記録だけど……．

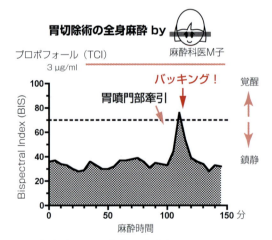

図 2-3　麻酔科医 M 子先生の麻酔中の BIS モニターの記録
BIS：バイスペクトラルインデックス．脳波を応用した麻酔深度モニター．TCI：target-controlled Infusion. 薬物動態モデルを用いてコンピュータ制御でプロポフォールの投与速度を調節し，目的の脳内濃度にコントロールする方法．

*2 バイスペクトラルインデックス．脳波を応用した麻酔深度モニター．

モリリン	（おいおい，麻酔科医 M 子って，だれ……？）
どくとる	麻酔薬の濃度はずっと一定で BIS の値も安定している．ところが術者が胃の噴門部を強く牽引して大きな手術侵襲が加わると，BIS 値が上昇しバッキング[*3]による体動を生じた……．
モリリン	（ん？　近い将来，これが原因で厄介ごとに巻き込まれる予感が……？）
どくとる	このデータを見て"全身麻酔作用が手術侵襲で拮抗された"と言えるかな？
モリリン	いやいや，センセ．これを"麻酔の拮抗"なんて言ったら，世界中の麻酔科医からブーイングを浴びます．手術侵襲が大きくなれば麻酔が不安定になって，こんなふうにバッキングしたり体動を起こしたりするのは麻酔科医の常識です．
どくとる	そうだね．これは"拮抗"ではなくて，手術侵襲による興奮作用が麻酔の鎮静作用に打ち勝っただけ．
モリリン	センセは，全身麻酔の圧拮抗でも，これと同じようなことが起こっていると？
どくとる	その可能性はあるんじゃないかな．高圧による興奮状態が手術侵襲のように働いて，麻酔作用が不安定になるから（参考文献 7）．そもそも全身麻酔作用 vs 高圧環境って，メカニズム不明なもの同士を掛け合わせた感が否めない．
モリリン	そこで満を持して登場するのが，次の Alkire 博士の論文ってわけですね．麻酔ガス室の中でグッスリ眠っていたネズミくんが元気に動き出しまーす！

[*3] 全身麻酔中に麻酔深度が浅くなって，咳嗽反射を起こすこと．

論文2

Thalamic microinfusion of antibody to a voltage-gated potassium channel restores consciousness during anesthesia

視床内側核へのカリウムチャネル抗体の微小注入は全身麻酔作用を拮抗する

Alkire MT, et al.
Anesthesiology 2009 ; 110 : 766-73

　電位依存性カリウムチャネル（Kv）は細胞膜を再分極させる（活動電位を終息させる）役割をもち，生体内のほとんどの細胞に存在するが，特にKv1.2は中枢神経系においてニューロンの興奮性を調節している．今回，著者らは，意識の中枢と考えられている視床内側核群にKv1.2の抗体を微小注入し，全身麻酔薬の作用に及ぼす影響を検討した．

　ラットの視床内側群あるいは視床外側群に微小注入用カニューレを挿入したあと，麻酔用チャンバーを用いて，ラットに揮発性麻酔薬デスフルラン（3.6％）あるいはセボフルラン（1.2％）を吸入させた．意識（対向反射）が消失したことを確認してから，ラットの脳内にKv1.2の抗体を微小注入した．対照群にはプラセボ（中枢神経作用のない薬剤）を注入した．実験中は，チャンバー内のデスフルラン／セボフルラン濃度が一定の濃度になるようにモニターした．

　麻酔ガス吸入中にもかかわらず，視床内側核群にKv1.2抗体を微小注入されたラットの75％が一時的に（約400秒間）麻酔状態（意識消失）から覚醒した．デスフルランでもセボフルランでも同様の効果が得られた．視床外側核群に微小注入した群や対照群では，明らかな影響が認められなかった．このことから，視床内側核群が全身麻酔薬の意識消失作用に関わっていると考えられた．

どくとる	この論文も全身麻酔薬の拮抗に関する研究だけど，論文1との違いは2つあって，ひとつは膜タンパクであるKv1.2に対する抗体を使ったこと．
モリリン	……ってことは，全身麻酔薬は膜タンパクに特異的に作用するという"タンパク説"に基づいた実験！
どくとる	そうなんだ．論文1と論文2の間で，脂質説からタンパク説へのパラダイム・シフトが起こっている（参考文献1参照）．
モリリン	もうひとつの違いは……？
どくとる	視床内側核群をターゲットにしたこと．生理学的機能がわかっている部位に作用機序がわかっている薬を適用した．
モリリン	うんうん，わかってるトコロにわかってるモノをね！　……って，視床はどんなトコロでしたっけ？

どくとる	（ガクッ）そこから？　視床は，視覚・聴覚・体性感覚などの感覚伝導路の中継点で，受け取った情報を統合して大脳皮質へ伝える．海馬が記憶の集配所なら，視床は感覚情報の中継所だね（図2-4）．
モリリン	ふんふん．視床っていかにも"意識の中枢"ってカンジだぞ．……で，Kvは何モノ？
どくとる	結局，何もわからずに"うんうん"言ってたんだね……．ナトリウムチャネルやカルシウムチャネルが開孔して細胞膜が脱分極すると，引き続きKvが開孔して細胞膜を再分極させる．つまり細胞膜の興奮を終息させる役割を持つ（図2-5）．Kvは生体内のほとんどの細胞に存在する，きわめて根源的なイオンチャネルのひとつなんだ．
モリリン	Kvの役割はよくわかりましたけど，ナンカひっかかる．……てゆーか，全身麻酔薬の作用部位ってKvでしたっけ？
どくとる	いいところに気づいたね．全身麻酔薬の分子生物学的なターゲットについても大論争がある．Kvなどの膜電位依存性チャネルに及ぼす全身麻酔薬の作用を*in vitro*（摘出標本）で調べると，そのED$_{50}$（50%効果濃度）は臨床使用濃度よりも数倍から数十倍も高い値をとる．
モリリン	数十倍も違ったら説得力ないかも．
どくとる	これに対し，γアミノ酪酸（GABA）$_A$レセプタ電流を促進する全身麻酔薬のED$_{50}$は臨床使用濃度にきわめて近い．このことから，前出のFranks博士とLieb博士は"全身麻酔薬の主要な作用部位として，膜電位依存性チャネルよりも，GABA$_A$レセプタなどのリガンド開孔型チャネル[*4]のほうが考えやすいのではないか"と述べている（参考文献8）．

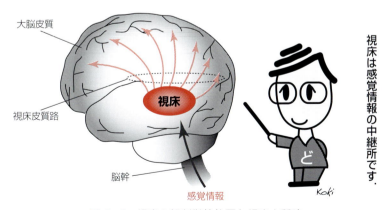

図2-4　視床の解剖学的位置と視床皮質路

[*4] レセプタが合体したチャネル．たとえば，GABA$_A$レセプタにGABAが結合するとClチャネルが開孔して，細胞膜が過分極する．

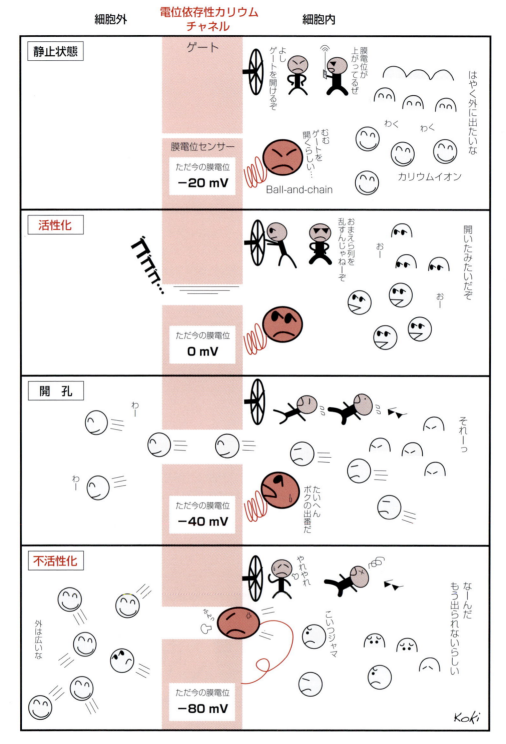

図 2-5 電位依存性カリウムチャネル（Kvチャネル）活性化・不活性化の模式図
膜電位が上昇（脱分極）して Kv チャネルのゲートが開孔すると，細胞内のカリウムイオンは濃度勾配に従い細胞外へ流出し，膜を再分極させる．チャネルの不活性化に際しては，ボール状の構造がゲートを塞ぐと考えられている（ball-and-chain モデル）．

モリリン	Franks博士とLieb博士の言うことはもっともです．Alkire博士もKvじゃなくてGABA$_A$レセプタの遮断薬を微小注入すればよかったのに．
どくとる	ビククリンというGABA$_A$レセプタ拮抗薬があるけど，ビククリンには痙攣誘発作用があって投与量の調節が難しい．全身麻酔の拮抗には至らなかったのかも．……いずれにしても，この研究から，全身麻酔薬作用（特に意識消失）のターゲットとして視床皮質路が候補に挙がった．
モリリン	さあ，タコたちがタコツボから出てきて，スタートラインに並びましたよ！

コンピュータを麻酔する？

どくとる	ところで，モリリン．コンピュータを麻酔するとしたら，どうしたらいいかな？
モリリン	なんです，センセ．ヤブからヘビに？　……あれ，ヤブからタコ？
どくとる	ヤブから棒！　……コンピュータのモニター画面を消す（ブラックアウト）には，どんな方法があるかってこと．
モリリン	そんなのカンタンです．コンピュータをシャットダウンするか，スリープモードにすればいいんです．
どくとる	それは正攻法だけど，実際にはモニターのパワースイッチをOFFにするとか，ケーブルを外す，電源プラグを抜くなど，いろいろな方法がある．
モリリン	そーゆーチカラワザ？　……だったら，CPUをショートさせる，メモリーを引っこ抜く，ブレーカーを落とすという手があります．100tハンマーでコンピュータをブッ壊す（図2-6），なんてのも！
どくとる	ありうるよね．コンピュータは僕たちの周囲に当たり前にあって，だれでも普通に使いこなしてるけど，コンピュータの中では相当高度なテクノロジーが駆使されている．マウスによる操作だって直感的でわかりやすいけど，プログラムは相当複雑．
モリリン	ナルホド．私たちは"意識がある"のがフツーで"麻酔で眠ってる"のはすごーく特殊なコトのように思ってるけど，実は"意識がある"ってことは，アタマの中ではフクザツでタイヘンなことが起こってる……．
どくとる	その"フクザツでタイヘンなこと"をどこかで遮断すれば，意識レベルは下がって"麻酔状態"になると考えられる．だけど，その遮断方法はおそらく1つじゃない．
モリリン	麻酔薬ごとに作用メカニズムが異なる"agent-specific theory"（参考文献1）ですね！

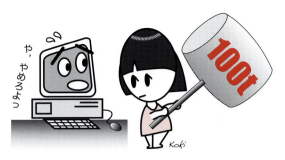

図2-6 コンピュータを麻酔するには……？

どくとる	おおっ，さすが古今東西のミステリーを冒険してきただけのことはある！
モリリン	あれ，なんのミステリーのときだっけ？　はて……誰と冒険したのかな？？　ええっと……．
どくとる	忘れたんかい！

全身麻酔薬の作用を分類する

モリリン	センセが研修医の時代はまだ，すべての全身麻酔のメカニズムは単一の理論 "unitary theory" で説明できるとされていたんでしょ？　いいなー，臨界容量仮説とか，1コだけ覚えればよかったなんて．
どくとる	人を麻酔科学の化石みたいに言うな！　Unitary theory には臨界容量仮説以外にも水構造仮説[*5]や相転移温度説[*6]など，いろいろな仮説があって，それぞれ緻密なロジックがあるし，専門医試験のときは結構苦労したんだぞ．
モリリン	でも今だって，たくさんある麻酔薬の作用がひとつひとつ違うんですよ．
どくとる	じゃあ，麻酔メカニズムがいくつまでだったら許容範囲？　2つから8つまで，いろいろ取り揃えておりますが……．
モリリン	ぜひ，2つのヤツでお願いします！
どくとる	では，こちらの論文をお読みあれ．

[*5] 麻酔薬分子の周囲に氷状水と呼ばれる構造水が形成され，イオンチャネルを阻害する．
[*6] 麻酔薬が膜脂質の流動化を高め，相分離を障害することにより膜タンパク機能を修飾する．

論文3

Intravenous anesthetics are more effective than volatile anesthetics on inhibitory pathways in rat hippocampal CA1

中枢神経系のシナプス伝達に及ぼす静脈麻酔薬および揮発性麻酔薬の作用

Asahi T, Hirota K, Sasaki R, et al.
Anesth Analg 2006 ; 102 : 772-8

　全身麻酔薬の作用メカニズムは麻酔薬ごとに異なる（agent-specific）と考えられているが，これはさまざまな標本におけるさまざまな実験結果から得た総括的知見である．今回，著者らは同一の中枢神経標本において複数の神経回路モデルを構築し，数種類の静脈麻酔薬（チオペンタール，プロポフォール）および揮発性麻酔薬（セボフルラン，イソフルラン）の作用を比較検討した．ラット脳から作製した海馬スライス標本を用い，シャーファー側枝[*7]に刺激電極（Sch）を置き，CA1錐体細胞の集合電位を記録した．また，海馬白板に刺激電極（Alv）を置き，GABA作動性の抑制性介在ニューロンを活性化した．Sch単独の刺激により興奮性シナプス伝達に及ぼす全身麻酔薬の影響を検討した．AlvとSchを同期させることにより，抑制性シナプス伝達の修飾効果を観察した（図2-7）．

　シナプスを介さない神経回路（図2-7A），興奮性シナプスを1つ介する回路（図2-7B）および興奮性シナプスと抑制性シナプスを含む回路（図2-7C）における解析から，(a) 全身麻酔薬はシナプスに作用する，(b) 揮発性麻酔薬は興奮性シナプス伝達を抑制し，抑制性シナプス伝達を促進する，(c) 静脈麻酔薬は興奮性シナプス伝達に明らかな影響を及ぼさず，抑制性シナプス伝達の促進作用のみを示す，ことが明らかになった．

*7 CA1錐体細胞の樹状突起（情報を受け取る突起）とシナプス結合している神経線維．

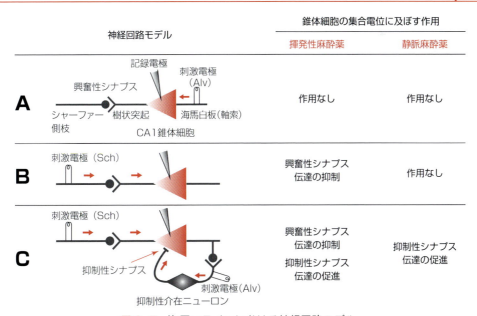

図2-7　海馬スライスにおける神経回路モデル

A：シナプスを介さないモデル．B：興奮性シナプスを1つ介する神経回路．C：興奮性シナプスと反回性抑制回路を含む回路．
揮発性麻酔薬：セボフルラン，イソフルラン，デスフルラン．静脈麻酔薬：チオペンタール，プロポフォール．

| どくとる | この実験は，1つの海馬スライスの上に複数の神経回路モデルを作っておいてシナプス伝達を同時に比較できるように工夫した点が優れているんだ．|

モリリン　ふむふむ，"食べ歩き"と"食べ比べ"の違いですな．

どくとる　……ごめん，そのたとえ，理解できないんだけど．

モリリン "食べ歩き"だと，レポーターの空腹度やそのときの気分で印象が変わります．だから昨夜わたしが行ったA店のギョーザと，今日のお昼に行ったB店のギョーザは正確に比較できません．でも，1つのテーブルの上に複数のギョーザを作っておいて味を同時に比較（つまり食べ比べ）すれば，ホントに美味しいギョーザはどれかわかります！

どくとる　言い得て妙！　……と言っていいのか，悪いのか．

モリリン　その標本を使って，いろんな麻酔薬の作用を比較したら"静脈麻酔薬はシナプス伝達にブレーキをかける．揮発性麻酔薬はアクセルを緩めながら，ブレーキもかける"ってことがわかったんでしょ？

どくとる　ざっくり言うとそうだね．その後の研究で，静脈麻酔薬はシナプス前終末からの抑制性神経伝達物質の放出促進作用もあるけど，揮発性麻酔薬は主にシナプス後膜のレセプタに作用することがわかってきた．

モリリン　臨床的にはプロポフォールで麻酔すると，患者さんの目覚めがサワヤカな印象がありますよね．術後の悪心・嘔吐も少ないし．

どくとる 静脈麻酔薬は，興奮性シナプス伝達に影響を及ぼさないので，そのぶん，脳機能の回復・安定が早いと考えられている．一方，揮発性麻酔薬は興奮性シナプス伝達の抑制と抑制性シナプス伝達の促進という合わせワザなので，両者の完全回復に時間がかかる．だから覚醒後のフラフラ感がちょっと長め（図2-8）．

モリリン　術後の悪心・嘔吐は揮発性麻酔後のほうが多いです．

どくとる　揮発性麻酔薬は作用部位が多いので，手術中の麻酔作用が安定する傾向がある．走っている車を止めたかったら，ブレーキだけ踏むより，アクセルを緩めてブレーキを踏んだほうが効果的でしょ．

モリリン そう言われてみると，揮発性麻酔薬で麻酔してるときのほうが安心感あるなー．

どくとる　全身麻酔薬の作用は，年齢以外にも認知症や統合失調症などの精神疾患などで修飾されたり作用が不安定になるんだけど，その程度は静脈麻酔薬のほうが大きいことが知られている．

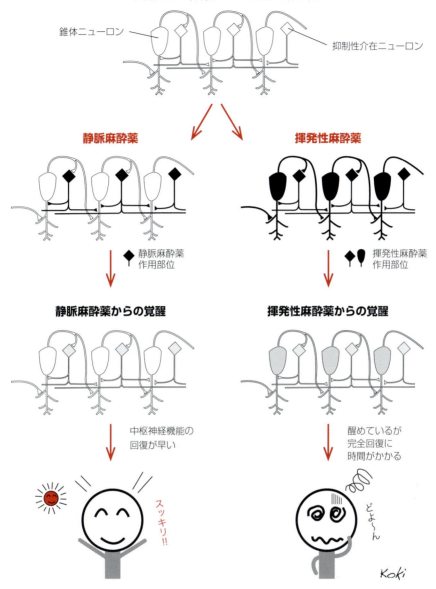

図2-8 ミニチュア・アセンブリモデルにおける静脈麻酔薬（チオペンタール，プロポフォール）および揮発性麻酔薬（セボフルラン，イソフルラン，デスフルラン）の作用部位と覚醒の質の関係
静脈麻酔薬は，興奮性シナプス伝達に影響を及ぼさないので，そのぶん脳機能の回復・安定が早い．

モリリン	安定の揮発性麻酔薬，眠りの質の静脈麻酔薬ってことですね．
どくとる	まあ，そういうこと．作用メカニズムから全身麻酔薬を大きく2つに分ける分類方法は，このあとの論文にも関係するから覚えておいて．さらに，これにNMDAレセプタ[*8]を遮断するケタミンを加えて，3つに分類する

[*8] N-メチル-D-アスパラギン酸受容体．脳内の主要なグルタミン酸受容体のひとつ．

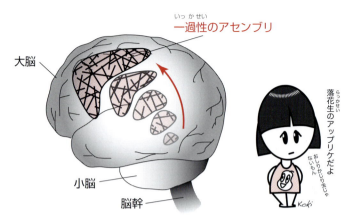

図 2-9　Greenfield 博士のアセンブリ仮説
アセンブリは脳内の約 100 万個のニューロンから形成され，新しい情報が入力されると，それに対応した新たなアセンブリに連続的に遷移していく．

	こともある……ココ，試験に出まーす！
モリリン	ひぇーっ，メモメモ！

意識のメカニズムにせまる

モリリン　揮発性麻酔薬と静脈麻酔薬とで作用機序がぜんぜん違うのに"意識消失"というゴールは同じ．ちょっと不思議な気もする．そもそも意識ってどうやって生まれるんだろ？

どくとる　意識のメカニズムは人類が今世紀中に解明すべき謎のひとつと言われているんだ（米国のニュース誌 TIME，2013 年 9 月 6 日付）．オクスフォード大学の脳科学者 Greenfield 博士は，脳全体のニューロンが同期的に発火することで一過性のアセンブリ[*9]を形成し，意識が形成されると考えた（図 2-9）．

モリリン　落花生のアップリケ……って地味そう．

どくとる 一過性に生じるアセンブリだってば！　……アセンブリは脳内の約 100 万個のニューロンから形成され，新しい情報が入力されると，それに対応した新たなアセンブリに連続的に遷移していくんだ（参考文献 9）．

モリリン　地味どころか，すごく魅力的な理論です．でも，アップリケ……じゃなくて，アセンブリ理論はまだ仮説の段階なんでしょう？

どくとる　ところが 2012 年，利根川博士らが光遺伝学的手法[*10]を用いて，海馬にお

[*9] 脳内のニューロン集団によって形成される機能的ネットワーク．
[*10] 光によって活性化されるタンパク分子を特定の細胞に発現させ，その機能を光で操作する技術．

	けるアセンブリの存在を証明した（後述）．
モリリン	おお，それなら脳のほかの部位にもアセンブリがあるかも．アセンブリ仮説の信ぴょう性がにわかに，高まるぅー！
どくとる	Greenfield 博士は，脳全体のニューロンがアセンブリの形成に関わるとしたんだけど，別の発想をする脳科学者もいた．イタリアの精神科医 Tononi 博士は，特定の領域のアセンブリが意識を生むと考えた．
モリリン	脳全体か特定の部位か？ "脂質説かタンパク説か" の麻酔メカニズム仮説みたいに真っ向から対立する理論ですね．Greenfield 博士の脳全体説は説得力ありましたけど，Tononi 博士の特定領域説に根拠はあるんですか？

Tononi 博士の思考実験

どくとる	たとえば，小脳には約 800 億のニューロンが存在するんだけど，小脳で意識が生まれると思う？
モリリン	うーん，小脳かー．小脳に意識は宿らない気がする．だって小脳の機能は運動機能の調整で，思考や感情じゃないもん．
どくとる	だよね．脊髄や網膜組織にもたくさんのニューロンがあるけど，そこに意識があるとは思えない．このような思考実験から導き出されたのが Tononi 博士の "統合情報理論" なんだ．
モリリン	わあ，思考実験なんて新鮮な響き！
どくとる	"光の速さはすべての観察者にとって不変である" からスタートして，相対性理論を演繹的に導いたアインシュタインと同じだね．
モリリン	たしかに！ 医学研究って "観察→仮説→実証" の帰納法がほとんどですもんね．で，その統合情報理論って？
どくとる	Tononi 博士は，脳内アセンブリの統合と乱雑さのバランスを示す値として，統合情報量 Φ（ファイ）を導入した．
モリリン	Why Φ？（ファイファイ？：なんで Φ なの？）……なんちって．
どくとる	英語版オヤジギャグだな……．図 2-10 のように 8 つのニューロンからなるアセンブリを仮定しよう．A では乱雑さも統合も認められないので Φ は低い値をとる．
モリリン	そりゃ，8 つのニューロンが均等に 4 分割されただけですから．

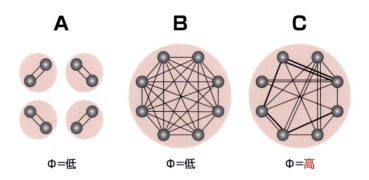

統合と乱雑さのバランスが大事

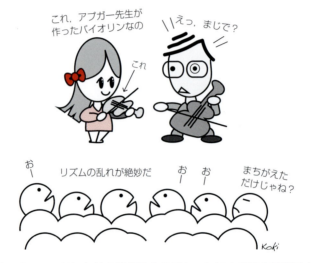

図2-10 8つのニューロンとその神経結合のパターンによる統合情報量Φの変化
A：セルアセンブリが均等に4分割されており，多様性も統合も認められない．
B：8つのニューロンが完全に統合されているが，多様性は低い．
C：それぞれのニューロンを刺激した結果はすべて異なるので，多様性は高い．

どくとる	Bでは8つのニューロンが完全に統合されているものの乱雑さは低いので，やはりΦは低い．
モリリン	そか．つながってはいるけど，どのニューロンを刺激しても同じ結果になっちゃう．
どくとる	一方，Cのアセンブリでは8つのニューロンがつながってはいるけど，それぞれのニューロンを刺激した結果はすべて異なる．
モリリン	統合性と乱雑さの高いアセンブリだから，Φ値が高くなる！
どくとる	このような高いΦ値をとる領域に意識が生じるというのが統合情報理論の考え方なんだ．

モリリン	とゆーことは，頭の中のΦ値を測定すれば意識のメカニズムが！
どくとる	いやいや，ヒトの脳には1,000億個のニューロンがあるんだよ．そのΦ値を計算するなんて現代の科学ではとうてい無理．
モリリン	たしかに，図2-10の8つだけでもヤヤコシそう．
どくとる	でもTononi博士は，簡易的にΦを計算する測定法を考案したんだ（参考文献10）．その結果によると，ヒトの脳内では視床皮質路において，もっとも高いΦ値を示すらしい．
モリリン	そこで視床皮質路に及ぼす全身麻酔薬の影響を調べたのが，次の論文なんですね．

論文4

Differential effects of deep sedation with propofol on the specific and nonspecific thalamocortical systems

視床皮質路の非特殊感覚経路はプロポフォールによる意識消失作用に関わっている

Liu X, et al.
Anesthesiology 2013 ; 118 : 59-69

　視床皮質路には，特殊感覚系路（SS）および非特殊感覚経路（NS）の2つが存在する．SSとは味覚・視覚・聴覚・平衡感覚を伝える経路で，解剖学的に視床外側核群から構成される．NSは，覚醒・意識水準を維持する機能を持ち，視床内側核群を介する経路である．今回，著者らは機能的核磁気共鳴画像法（fMRI）[*11]を用い，ヒトの視床皮質路に及ぼすプロポフォールの影響を検討した．8人の健常ボランティアが研究に参加した．被験者は，プロポフォール投与前，軽度鎮静（1 μg/ml），深い鎮静（2 μg/ml），意識回復期の4つのセッションにおいて，それぞれ40語の英単語を聞かされ，それを記憶するように命じられる．同時に，各セッションにおけるSSおよびNSの脳内のBOLD効果（脱酸化ヘモグロビンの減少）をfMRIを用いて測定した．プロポフォールの血中濃度（μg/ml）はtarget-controlled infusion（TCI）[*12]によって調節した．

　プロポフォールによる深い鎮静（2 μg/ml）により，SSとNSの両者の経路のニューロン活動はいずれも減少したが，その程度はSSよりもNSにおいて顕著であった．また，右脳より左脳の抑制が強かった．意識回復期において，SSのニューロン活動は58%しか増加しなかったのに対し，NSは123%の増加を示した．この結果から，視床皮質路のNS（特に左脳）は，プロポフォールによる意識消失のメカニズムに密接に関わっていると考えられる．

[*11] 磁気を用いてヒトや実験動物の脳活動を視覚化する方法のひとつ．
[*12] コンピュータ・シミュレーションによるプロポフォールの血中濃度調整システム．

どくとる	この論文の興味深い点は，Tononi博士の統合情報理論に基づいて，視床内側核から皮質に至る経路が全身麻酔薬の意識消失メカニズムに関わることを実証したことだね．
モリリン	そう言えば，Alkire博士がカリウムチャネル抗体を微小注入したのも視床内側核，つまりNSでしたね（論文2）．ツナがったぁ！　ついに人類は全身麻酔のメカニズムを解明しました！
どくとる	いや，そう簡単な話ではないんだ……．
モリリン	あらま．そうはオケ屋が儲からないってヤツですか？
どくとる	そうは問屋が卸さないでしょ．

脳内のネットワークを網羅的に調べる

どくとる	論文4 をよく読むと"NSはプロポフォールによる鎮静で抑制され，意識回復期に増加した"とあるけど，意識レベルとNSの抑制効果の時間的経過が完全に一致しているわけではない．そもそも全身麻酔で意識が消失しても，視床皮質路の活動が完全に抑制されることはないんだ．
モリリン	意識がなくても，視床皮質路は活動している……？
どくとる	聴性脳幹反応[*13]を調べると，全身麻酔中でも視床皮質路の神経活動は保たれているんだ．それに，全身麻酔中には睡眠紡錘波と呼ばれる脳波が優位に観察されるんだけど，これは視床皮質路から生じると考えられている．
モリリン	結局，視床皮質路は意識と関係ないんですか？　Tononi博士の統合情報理論はどうなる！
どくとる	統合情報理論は合ってるけど"視床皮質路でΦが最大になる"という仮定が間違ってたのかもしれないよ．
モリリン	こーなったら，脳内のネットワークをシラミつぶしに調べてみれば？
どくとる	その研究が次の論文．

[*13] 音刺激により誘発される脳波．全身麻酔中でも脳幹や視床皮質路の機能を調べることが可能．

論文5

General relationship of global topology, local dynamics, and directionality in large scale brain networks

脳全体のネットワークと局所情報伝達の関係

Moon J-Y, et al.
PLOS Comput Biol 2015；11：e1004225

　脳全体の膨大なネットワークが意識にどのように関わっているかを網羅的に検討する目的で，ヒトにおける高密度脳波解析およびコンピュータ・シミュレーションを行った．7人の健常ボランティア（20-23歳）が研究に参加した．被検者の頭部に64個の記録電極を装着して網羅的に脳波を測定・解析した．また，全身麻酔薬セボフルラン吸入により被験者の意識を消失させ，脳内ネットワークに及ぼす影響を検討した．

　高密度脳波解析の結果から，意識下（セボフルラン投与前）では，頭頂葉の楔前部*14をハブ（中継点）とする前頭葉から頭頂葉のネットワークが優位に形成されていることが明らかになった．このネットワークは，セボフルラン麻酔により消失した．このデータをもとに脳内ネットワークモデルを構築して解析したところ，コンピュータ上で楔前部を除去すると前頭葉から頭頂葉のネットワークが消失することが示された．楔前部をハブとする前頭葉から頭頂葉のネットワークが，ヒトの意識形成に関わっていると考えられた．

*14 頭頂葉後方に位置し，幸福感などの情動に関与すると考えられている．

モリリン　センセ，この論文，タイトルに麻酔とか麻酔薬というワードが入ってません！

どくとる　世界の脳科学者の中には，全身麻酔薬を"意識をコントロールする研究ツール"として使っている人も多いんだ．

モリリン　"覚醒時"と"意識消失時"の脳波データを取ってコンピュータ・シミュレーションするために，セボフルランをツールとして使ったってことですね．

どくとる　その後の研究でプロポフォールやケタミンもセボフルラン同様に，前頭葉から頭頂葉のネットワークを遮断することが明らかになった．これらの結果を踏まえて，前頭葉から頭頂葉のネットワークが意識に関係する共通の現象と考えられるようになったわけ．

モリリン　この論文によると，頭頂葉の楔前部は"幹線航空路が集中するハブ空港"で，楔前部がダウンすると脳全体のネットワークが影響を受けるって……？

どくとる	楔前部の役割に関してはまだ議論があって，島皮質[*15]が前頭葉から頭頂葉のネットワークを調節しているという説もあるんだよ．
モリリン	結局, Tononi博士が言う"脳内でΦがもっとも高い場所"は, 視床皮質路じゃなくて前頭葉から頭頂葉皮質だったのかなー？
どくとる	Φが正確に測れないので，それはわからない．でも，この論文に示されている脳波データから推察すると，視床は生命活動に直接関わる根源的な中枢だから，意識のような高次機能には直接関与しないのかもしれない．
モリリン	そーなってくると今度は，どんなメカニズムで前頭葉から頭頂葉のネットワークを抑制するのか気になります．前頭葉と頭頂葉の間に，全身麻酔薬が作用する特別なゲートでもあるんですか？ プロポフォールとセボフルラン，ケタミンは，みんな作用機序が違うはずなのに．
どくとる	いい質問だね．その答えは次の論文にあるよ．

論文6

Rapid fragmentation of neuronal networks at the onset of propofol-induced unconsciousness
プロポフォールによる意識消失にはネットワークの断片化が生じている

Lewis LD, et al.
PNAS 2012 ; 109 : E3377-86

　全身麻酔による意識消失は脳内のネットワークの遮断によると考えられているが，そのメカニズムは不明である．著者らは，ヒトの脳実質から局所フィールド電位を導出し，プロポフォールの影響を検討した．脳皮質焦点切除術を受ける予定のてんかん患者3名が本研究に協力した．この患者らはあらかじめ，てんかん焦点（病巣部位）の同定のために頭蓋内電極が前頭葉・側頭葉・頭頂葉などに装着されていた．全身麻酔薬プロポフォールが投与された際の局所フィールド電位を記録・解析した．なおプロポフォールの投与は，麻酔科医の臨床的判断に基づいて行われ，本研究のために投与量が変更されることはなかった．
　プロポフォールの投与による意識消失とともに，1Hz以下のslow oscillation（緩徐な脳波）が出現し，同時に大脳皮質におけるネットワークの断片化が認められた．断片化したネットワーク内の神経結合は温存されていた．プロポフォールによるslow oscillationの出現とネットワークの断片化は意識消失に関連していると考えられた（図2-11）．

[*15] 前頭葉，頭頂葉，基底核に囲まれた領域に位置し，高次精神機能の中枢．

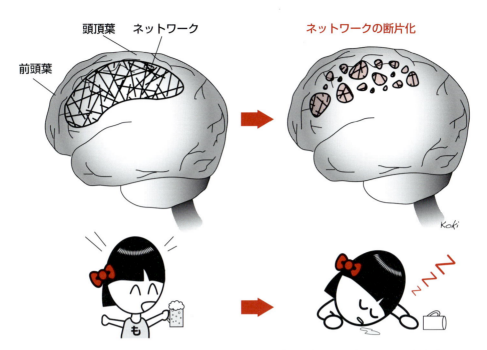

図 2-11 前頭葉から頭頂葉への神経ネットワークが断片化することにより，全身麻酔による意識消失が生じる．

モリリン	うわぁ，とうとう人間の脳実質に電極を埋め込んじゃったよ，このヒトたち……？
どくとる	いや，この電極装着は研究のためじゃないんだ．薬物治療に反応しない重症のてんかん患者に対して，脳皮質焦点切除術という脳外科手術が行われることがあるんだけど，手術に先立って病巣を正確に同定する必要があるでしょ．
モリリン	ナルホド，正常の脳を切除しないように……．
どくとる	事前に患者さんの脳表に電極を装着して持続的にフィールド電位を記録し，てんかんの発生源を特定しておくんだ．
モリリン	じゃあ，その患者さんの手術に際して，研究に協力してもらったってことかー．人体実験じゃなかったんですね．ほっと胸を寄せ上げました！
どくとる	ほっと胸を撫で下ろした，でしょ！
モリリン	フツーに考えたら，脳に電極が入っているヒトを麻酔する機会なんてないもんな．患者さんの承諾が得られてるのなら，きわめて貴重なデータと言えましょう，うん．

どくとる 　プロポフォールは手術のためだけに臨床目的で投与され，研究目的の投与はなかった．だからプロポフォールの投与量やタイミングは3症例間でバラバラなんだ．

モリリン 　人体実験でないことはよくわかりましたけど，投与プロトコールが統一されてないと3症例のデータがバラついちゃう．

どくとる　ところが，そのバラバラのデータを解析した結果，3症例に共通する所見が得られた．

モリリン　その共通の所見が，大脳皮質に現れた slow oscillation とネットワークの断片化なんですね．

Goal directed therapy としての全身麻酔

モリリン　ネットワークってアセンブリのことですよね．それが断片化されるってことは……．

どくとる　そう，統合情報量Φが低くなるってことだよね．それに slow oscillation の起源は視床皮質路ではないかと考えられている．

モリリン　あれれ，Tononi 博士の視床皮質路，再登場！

どくとる　皮質ネットワークが断片化される細胞／分子レベルのメカニズムはわかってないけど，$GABA_A$ レセプタを介する抑制性シナプス伝達の促進かもしれないし，興奮性シナプス伝達の抑制かもしれない．

モリリン　ひょっとすると，電位依存性カリウムチャネル（Kv）かも……！

どくとる　そうだね．ネットワークの断片化は，レセプタやチャネルが麻酔薬によって完全に遮断されなくても生じる．たとえば，臨床使用濃度の麻酔薬では明らかな影響を受けないような電位依存性チャネルや Kv だって，slow oscillation の出現に関わっている可能性はある．

モリリン　視床皮質路に興奮性シナプス伝達や抑制性シナプス伝達，$GABA_A$ レセプタや Kv．いったん楽屋に引っ込んでたタコたちが，またステージに上がってきたぞ．……ここで，まさかの脂質説も？

どくとる 　ネットワークの断片化をゴールとする goal directed therapy [*16] が "全身麻酔" だと考えれば，臨界容量仮説などの脂質説や水構造仮説がそこに関与してもいいよね．

[*16] 目標指向型療法．明確な目標を設定して，それに向けてさまざまな治療法を組み合わせること．

モリリン	"コンピュータに麻酔"の答えが goal directed therapy だったとは！ それにしても麻酔メカニズムって，無限ループのラビリンス（迷宮）ですね！

記憶と意識

モリリン	こーなってくると，落花生のアップリケの件に決着をつけないと（図2-9）．
どくとる	一過性のアセンブリね……．
モリリン	だって脳の中にアセンブリがあるって証明されないと，大脳皮質のネットワークとか，その断片化とか，机の上のウーロン茶で終わっちゃいますよね？
どくとる	机上の空論ね．今日も絶好調だな．
モリリン	それほどでも．
どくとる	ほめてないし……．アセンブリ仮説は，カナダの心理学者 Donald Olding Hebb 博士によって唱えられたもので，"脳内において記憶は，特定のニューロンの集合体（アセンブリ）として蓄えられる"というもの．
モリリン	わかりやすいし，説得力あります．
どくとる	このアセンブリ仮説が Hebb 博士によって提出されたのは，今を遡ること70年近く前の1949年．でもこの仮説は，長年にわたって"誰にも証明できない脳科学のミステリー"だったんだ．
モリリン	70年間も解けなかったミステリーかぁ．フェルマーの定理[*17] みたーい！
どくとる	だって考えてみてよ．古典的な電気生理学的手法では，ある記憶により活動したであろう膨大なニューロン群を正確に同定するのは困難．それに，そのニューロン群が興奮したときに特定の記憶が想起されることを証明するのはさらに難しいでしょ．
モリリン	いやいや，そんなのカンタンです．証明する方法はあります．
どくとる	ほう，どうやって？
モリリン	それを説明するには，この余白は狭すぎる……．おあとがよろしいようで．

[*17] 3以上の自然数 n について，$x^n + y^n = z^n$ となる自然数の組 (x, y, z) は存在しない，という定理．フェルマーは"私は驚くべき証明を見つけたが，それを書くにはこの余白は狭すぎる"と書き残して死んだ．

論文7

Ontogenetic stimulation of a hippocampal engram activates fear memory recall
海馬のアセンブリに対する光遺伝学的刺激により記憶がよみがえる

Liu X, et al.

Nature 2012 ; 484 : 381−5

　1949年，カナダの心理学者 Donald Olding Hebb は，アセンブリ仮説を提唱した．ある情報が脳に入ってくると特定のニューロンのアセンブリが形成され，そのアセンブリが活性化することにより情報が想起される．すなわち記憶は，アセンブリというニューロンのパターン（それぞれのニューロンは1か0）としてデジタル記録される（図2-12A）．Hebb 仮説は多くの脳科学者に受け入れられたが，長年にわたって証明されることはなかった．著者らは，光遺伝学的手法を導入してアセンブリ仮説を証明し，記憶のメカニズムの一端を解明した．

　まず，マウスにc-fos-tTAと呼ばれる組み換え遺伝子を導入する．このトランスジェニックマウスでは，ニューロンが活動したときにc-fos遺伝子のプロモータが活性化され，転写因子tTAの発現が起こる．次に，このマウスの海馬に，ウイルスベクター TRE-ChR2-EYFP を適用し，ニューロンが活動してプロモータがオンになるとtTAがTREと結合し，黄色蛍光タンパク（EYFP）とチャネルロドプシン（ChR2）[*18] が活動したニューロンに組み込まれるようにした．このマウスが特定の学習・記憶をすると，それに対応した海馬ニューロンがEYFPで標識され可視化される．同時に，そのニューロンにはChR2が組み込まれるので，光刺激を与えることにより *in vivo* で人為的に発火させることができる．

　すなわち，このトランスジェニックマウスにおいては，記憶が読み込まれたニューロンを読み取る（出力する）ことができるし，そのニューロンを刺激（入力する）こともできる．ニューロンの光刺激に際しては，海馬近傍に挿入した光ファイバーを用いる．

　作製したトランスジェニックマウスに恐怖条件付けを行った．マウスを四角い箱に入れて電気ショックを繰り返し与え，四角い箱では電気ショックが与えられることを学習させた（図2-12B-1）．このマウスは，四角い箱に入れられるだけで，ショックを与えられなくても，すくみ反応を示すようになる．次にマウスを丸い箱に入れる．丸い箱では電気ショックは来ないので，マウスはすくみ反応を示さない（図2-12B-2）．しかし光ファイバーを介して，海馬のアセンブリを活性化すると，マウスは四角い箱に入れられたときと同様のすくみ反応を起こした（図2-12B-3）．光刺激を停止すると，すくみ反応はただちに消失した．実験後にマウスから海馬を摘出して蛍光顕微鏡で観察すると，歯状核・CA1・CA3領域にEYFPの標識があるニューロン群（アセンブリ）が認められた．

　以上から，特定の記憶により海馬にアセンブリが形成されることが明らかとなった．このアセンブリを光刺激することにより特定の記憶が想起されることから，アセンブリ仮説が証明された．

[*18] 緑藻植物などが持つ色素たんぱく質．青色の光が当たると外部からナトリウムイオンを取り込む性質を持つ．

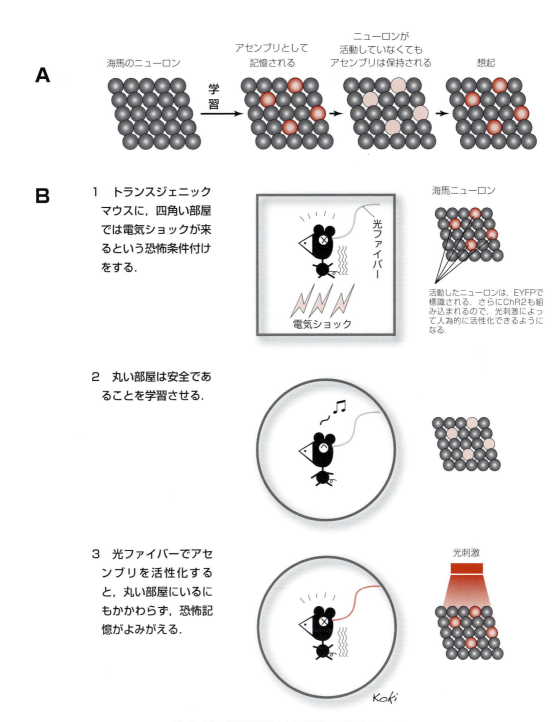

図 2-12 光遺伝学による記憶のコントロール

A：Hebb のアセンブリ仮説．記憶は，アセンブリというニューロンのパターン（それぞれのニューロンは 1 か 0）として蓄えられる．
B：利根川博士らの光遺伝学的実験によるアセンブリ仮説の証明．このトランスジェニックマウスは特定の学習・記憶をすると，それに対応した海馬ニューロンが EYFP（黄色蛍光タンパク）で標識され可視化される．同時に，そのニューロンには ChR2（チャネルロドプシン）が組み込まれるので，光刺激を与えることにより人為的に活性化できる．

どくとる	この研究の特筆すべきところは，まず記憶によって海馬にアセンブリが形成されること（コーディング）を明らかにし，次にそのアセンブリを活性化すると該当の記憶が想起される（デコーティング）という，両方向のメカニズムを明らかにしたこと．
モリリン	ナルホドー．それを可能にしたのは光遺伝学ってことですね！
どくとる	うん．この研究リーダー，利根川進博士はその後，この光遺伝学的研究をさらに発展させ，扁桃体においてもアセンブリが形成されることを見出した．
モリリン	おお，やっぱり海馬以外にもアップリケ……いやアセンブリが！
どくとる	扁桃体では楽しい感情や不快な感情のアセンブリが形成され，これを光遺伝学的にコントロールすることにより，楽しい記憶を不快なものに，あるいは不快な記憶を楽しいものに変換することに成功した（参考文献11）．
モリリン	記憶を書き換えるなんて，もうほとんどSF．……でも記憶と意識は関係なさそうだけど？
どくとる	それが，そうでもないんだ．カルフォルニア工科大学の下條信輔博士は，意識とは超短期記憶ではないかと言っている．
モリリン	意識が記憶？？？
どくとる	たとえば，これからギョーザを食べに行くとする．
モリリン	えっ，ギョーザ？ じゅるる……．センセ，なぜ私がギョーザ10人前のスペックを持ってると？
どくとる	ただし水ギョーザか焼きギョーザか，どちらか一方を選択しなくてはならない．
モリリン	ええっ，どっちか一方なんて，ムリ！ 水ギョーザか……いや，焼きギョーザ……やっぱり水ギョーザも捨てがたい……よし決めた，焼きギョーザ！
どくとる	その"よし決めた，焼きギョーザ！"の0.5秒前に，モリリンの脳はすでに焼きギョーザを選択しているんだ（参考文献12）．
モリリン	あんなに心が揺れてたのに，0.5秒前にはもう焼きギョーザを選ぶ運命になっていたなんて！ わたしたちって，0.5秒遅れの世界に生きてるってこと？
どくとる	そういう考え方もあるね．超短期記憶の集積が0.5秒遅れで意識を形成す

ると下條博士は考えている．……だってそうでしょ，ギョーザを"意識"するためには記憶の助けが必要．

モリリン　はい，"焼きギョーザはやっぱ羽根つきっしょ！"って私の記憶が申しております．……はやく行きましょ，ギョーザ！

どくとる　あ，ギョーザは単なるたとえだから．

モリリン　えー，まじ？

光で麻酔をコントロールする

モリリン 光遺伝学って，記憶を呼び起こしたり書き換えたり，すごいなーって思いますけど，あらかじめ遺伝子を書き換えて準備しておかないとダメじゃないですか．ヒトに臨床応用するのは難しそーですね．

どくとる いや，遺伝子に特別の操作を加えなくても，光でレセプタやニューロンをコントロールする方法はあるんだ．光薬理学（photopharmacology）とかオプトケミストリー（optochemistry）と呼ばれている．

モリリン　ええっ，遺伝子組換えなし？　まさか，その光薬理学とやらで私の記憶も変えられちゃう？　私の優秀な頭脳が失われたら人類の損失ですっ！

どくとる　人類の損失かどうかはさておき，光薬理学とはどんなものか，論文を読んでみよう．

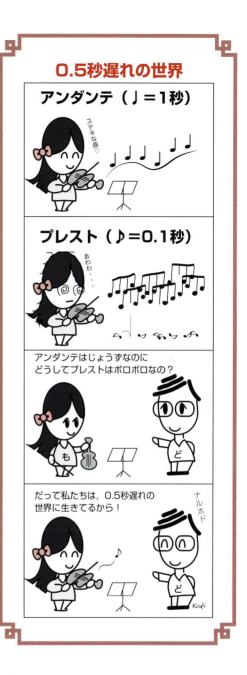

0.5秒遅れの世界

論文8

Azo-Propofol: Photochromic potentiators of GABA$_A$ receptors
アゾ化プロポフォール：光で全身麻酔をコントロールする

Stein M, et al.
Angew Chem Int Ed 2012；51：10500-4

　著者らはプロポフォール分子のベンゼン環に着目し，アゾベンゼン化することにより，光感受性のある全身麻酔薬アゾ化プロポフォール（AP2）の合成に成功した（図2-13A）．AP2は，trans型では通常の薬理活性（全身麻酔作用）を有するが，360-450 nm波長の紫外線（UV）を照射するとcis型に構造変異し薬理活性を失う（麻酔作用がなくなる）性質を持つ（図2-13B）．

　アフリカツメガエルの卵母細胞に$\alpha_1\beta_2\gamma_2$のサブユニットから構成されたGABA$_A$レセプタ[*19]を発現させ，パッチクランプ法を用いて膜イオン電流を測定した．GABA（1 μM）を適用するとCl⁻電流が誘発されるが，このCl⁻電流に及ぼすプロポフォールおよびAP2の影響を検討した．また，AP2を水槽のオタマジャクシに投与し，UV照射による全身麻酔修飾効果を検討した．

　AP2はプロポフォール同様に，GABA誘発性Cl⁻電流を促進した．このAP2によるGABA誘発性Cl⁻電流の促進作用は，UV照射により消失した．また，水槽内にAP2を投与するとオタマジャクシは不動化したが，UV照射により覚醒し遊泳を再開した（図2-13C）．このような光薬理学は，基礎および臨床医学のさまざまな分野での応用が期待される．

*19 GABA$_A$レセプタは5つのサブユニットから構成されているが，$\alpha_1\beta_2\gamma_2$はヒトの脳にもっとも多く分布するタイプである．GABA$_A$レセプタにGABAが結合すると，Cl⁻チャネルが開孔して過分極が生じ，細胞膜の興奮が抑制される．

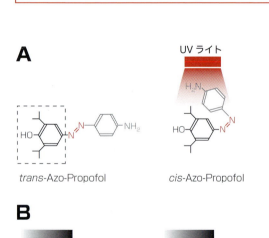

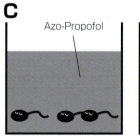

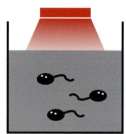

A：光感受性のある全身麻酔薬アゾ化プロポフォール（AP2）．
B：AP2はtrans型では通常の薬理活性（全身麻酔作用）を有するが，360-450 nm波長の紫外線（UV）を照射するとcis型に構造変異し薬理活性を失う．
C：水槽内にAP2を投与するとオタマジャクシは眠ってしまうが，UV照射により覚醒した．

図2-13　光薬理学による全身麻酔のコントロール

モリリン	光で麻酔をON/OFFするなんて！
どくとる	この論文では，プロポフォール分子をアゾベンゼン化することにより，光感受性のある麻酔薬を合成したけど，ケージと呼ばれる光感受性分子にグルタミン酸やGABAなどの神経伝達物質を取り込ませておいて（caged neurotransmitter），光刺激でその神経伝達物質を放出させることも可能なんだ（図2-14）．
モリリン	てゆーことは，その"カゴ入りグルタミン酸"や"カゴ入りGABA"をあらかじめ投与しておいて，脳に光を当てると，光が当たった部位のニューロンを自由にコントロールできちゃう！
どくとる	光を当てた部位が海馬なら記憶を呼び起こせるし，大脳皮質の運動野なら体の動きを操れる．
モリリン	視床下部の満腹中枢なら食欲をコントロールできちゃう．究極のダイエット！
どくとる	ギョーザ10人前のスペックでダイエットとか言われてもね……．いずれにしても現在のところ"カゴ入り"にできる神経作動薬は，グルタミン酸やGABAと一部のイオンチャネル遮断薬なんだけど（参考文献13），近い将来，カゴ入り全身麻酔薬（caged anesthetics）が登場する可能性も．
モリリン	それが実現すれば"にゃにゃ〜つ"じゃなくて"ピカッ"で麻酔状態になる（図2-15）？
どくとる	かもね．
モリリン	英語論文の抄読会って，もはや苦行でしかないと思ってたけど，SFのネタ

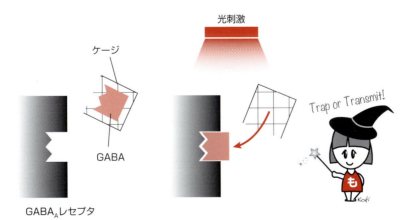

図2-14 ケージと呼ばれる光感受性分子に全身麻酔薬分子を取り込ませておいて（caged anesthetic），光刺激で放出させることが可能になるかもしれない．

どくとる	だと思って想像力を膨らませて読むと，あっという間に時間が経ちますね……てゆーか，今なん時だろ？
モリリン	えっと，午後1時を回ったところだけど……？
	やばッ……遅刻する！

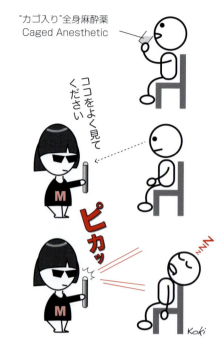

図2-15　光で麻酔状態になる日が来るかも？

Chapter 3

〈スピン・オフ〉
麻酔科探偵モリリー・クイーンの冒険 第 30 話

逆 Y の悲劇

絵と文：杉谷野 森子

初めての出張麻酔

「やばッ……遅刻する！」

麻酔科医モリリー・クイーン（図3-1）は，ランチ用に買った2個のオニギリのうち1個を急いで頬張ると，もう1個はバッグに放り込み，J大学附属病院の手術部を飛び出した．昼食をゆっくり食べることが贅沢だと知ったのは麻酔科医になってからである．

病院エントランスを抜けたモリリーは，思いがけない初夏の日差しに目を瞬かせた．世間はもう夏なのだ．一日中，冷蔵庫のような手術室の中で働いていると，季節感どころか昼夜の感覚すら失われる．モリリーは赤のワーゲンに乗り込み，車がぎっしり詰まった病院駐車場のラビリンスを脱出する．

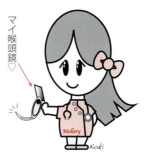

図3-1　麻酔科探偵モリリー・クイーン
J大学附属病院の麻酔科研修医．学生時代は，医学生探偵として"恐怖の杉谷"など数々の難事件を解決してきた．医師となった今は，麻酔科探偵として難解な医学ミステリーに挑戦している．好きな言葉は"どんな出血もいつかは止まる"

「I have a bad feeling about this…（イヤな予感がする……）」

車を運転しながらモリリーは，スターウォーズでジェダイの誰かが必ず口にする常套句をつぶやいた．実際，その日はモリリーにとって憂鬱な日であった．初の外勤麻酔である．

「外勤麻酔ってなんですか？」

モリリーはメンター（指導医）の用多先生（図3-2）に聞いたものだ．

「大学病院の高度な医療技術を地域医療に還元することじゃ．もちろん，それに見合う対価が支払われる」

「バイト代をいただけるのはありがたい話ですけど，外勤先で麻酔科医は自分一人．なんか心細いなあ．……持って行ったほうがいいものとかあります？」

モリリーは，背丈は小さいが凄まじく博学多識なメンターが，雄弁に自分の不安を払拭してくれることを願った．しかし，その答えはあっけなかった．

「ブレインを持って行きなさい」

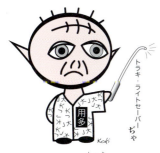

図3-2　用多先生
J大学附属病院の麻酔科指導医．モリリーが医学生時代に"緑色の研究""謎の術中覚醒"などの事件を一緒に解決したのが縁で，モリリーのメンターとなった．モリリーは密かに"マスター・ヨーダ"と呼んでいる．決めゼリフは"モニターに頼るな，フォースを使え"

❖【72歳，女性，身長145 cm，体重43 kg】

外勤先の"呉羽山総合病院"は，総合病院とは名ばかりの内科・外科・整形外科だけの小規模な病院であった．モリリーが時間ギリギリに手術室に滑りこむと，患者はもう入室していた．井田川乱子さん，72歳，女性．第4/第5腰椎椎間板ヘルニアに対する髄核摘出術の予定であった．

「井田川さん，こんにちは！　本日，麻酔を担当させていただく麻酔科のモリリーです」

モリリーは患者さんに挨拶した．

「あらあら，可愛らしいお嬢ちゃん先生だこと．お手柔らかにお願いしますね」

ん……お嬢ちゃん先生？

「お嬢ちゃん先生は，もう何年くらい麻酔の仕事を？」

ほーら，きた！　またこの質問だ．この私が"もうなん十年も医者やってる"ように見える？
「若く見えるかもしれませんが，私は麻酔の専門家です．ご心配なく！」
　モリリーは麻酔の準備をしながら看護師から申し送りを受け，同時進行で患者を診察する．既往歴は特になし．ちっちゃなおばあちゃんであるが，頸椎の可動性は良さそうだし，開口制限や下顎後退もない……．
　外勤麻酔がモリリーを憂鬱にさせるもう一つの理由は，麻酔科医による術前診察が行われていないことである．麻酔科医は手術室で初対面の患者を簡単に診察したあと，いきなり麻酔を行うことになる．主治医による診察だけでは重大な見落としがあるかもしれない．外勤麻酔では，手術室入室から麻酔開始までのたった数分間で麻酔科学的評価を行う必要があるのだ．

テイク・オフ（離陸）

【血圧 158/72 mmHg，心拍数 78 回/分】

　リスクファクターは高齢と高血圧だけ．モリリーはそう麻酔前評価した．初の外勤麻酔の症例には悪くないかも．
「井田川さん，点滴から麻酔薬が入ります．だんだん，ねむーくなりますよ……」
　なん百回このセリフを口にしただろう．モリリーは型どおり，静脈ラインから鎮静薬プロポフォールと麻薬性鎮痛薬レミフェンタニルを静脈内投与して麻酔導入した．さらに筋弛緩薬ロクロニウムを投与してバッグ＆マスクによる調節呼吸へと移行する．
　全身麻酔薬はけっして"魔法の粉"ではない．鎮静・鎮痛・不動化の3種類の薬剤を絶妙のバランスで適用して初めて適切な麻酔状態が生まれる．特に不動化の要，筋弛緩薬ロクロニウムは"患者の息の根を止める"諸刃の剣である．調節呼吸に失敗すれば酸素の供給が失われ，人間の脳細胞は通常4分で死滅する．
「気管挿管します！」
　患者の自発呼吸が完全に停止したのを確認すると，モリリーはマッキントッシュ型喉頭鏡を手にした．喉頭鏡のブレードで舌を右から圧排しながら喉頭蓋を持ち上げる……と，声門がはっきり見えた！　モリリーの診立てどおり気管挿管困難症ではない．モリリーは手早く気管チューブを挿管すると麻酔器に接続した．患者の肺を酸素でたっぷりと満たす．

【血圧 178/92 mmHg，心拍数 98 回/分】

　気管チューブをテープで固定してからモニター画面を見ると，患者の血圧と心拍数が上昇していた．とたんに，モリリーのブレインの中にある"モリリーPC"が選択肢をはじき出す．

> 《気管挿管後の高血圧・頻脈に対する対処法》
> A：麻酔薬を追加投与して麻酔を深くする．
> B：血管拡張薬やβ遮断薬などで血圧と心拍数を下げる．
> C：様子を見る．

　答えは"C：様子を見る"だ．高血圧と頻脈がなぜ生じたかというと，その原因は気管挿管の刺激である．生体への侵襲が去れば正常値に復帰するはずである．
　（現在だけでなく未来を見ることも大切だ．モリリーよ）

モリーは，用多先生の言葉を思い出していた．

❖【血圧 128/62 mmHg，心拍数 78 回/分】
モリーの読みどおりバイタルサインは正常化した．全身麻酔は飛行機の操縦と同じである．航空力学のロジックに従って正しく操作すれば，巨大なジャンボジェットでも空を飛ぶ．
（テイク・オフ……！）
モリー号が"ふわり"と宙に浮いた．

宿敵，現る

❖【血圧 118/55 mmHg，心拍数 71 回/分】
患者を腹臥位にし手術の準備は整った．モリーがふうっと一息ついたとき，背後から声がした．
「おやおや，これは麻酔屋さん」
う，その声はまさか……？
「もう一人前に外勤麻酔を任されるとは，成長したもんだねえ！」
忘れもしない宿敵，ドクター米田（図3-3）！
「お，お久しぶりです，米田先生．ここにお勤めでしたか……」
モリーは平静を装って挨拶をしたが，内心穏やかでなかった．ドクター米田は，さまざまな病院で麻酔科・内科・外科を研修し，最終的に整形外科医になった経歴を持つ．武者修行といえば聞こえがいいが，"楽して儲かる"病院を求めて転々としてきたとモリーはにらんでいた．"魔法の蒸しタオル"の一件といい，ドクター米田の傍若無人ぶりに煮え湯を飲まされたことは数知れず，モリーは密かに"ダーク・ベイダ"と呼んでいた．

「第一線級の病院には，僕のようなオールマイティーな医者が必要だからね．ドクター米田はなんでも知っていて，なんでもできる！」
「じゃあ，今日のオペの執刀医って……ひょっとして？」
「もちろん，整形外科医長であるこの僕だ．患者には最高の医療を受ける権利がある」
そう言い捨てると，ドクター米田はきびすを返し，手指消毒のために手洗い場へ立ち去った．

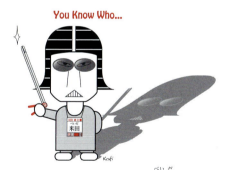

図3-3 ドクター米田
呉羽山総合病院の整形外科医長．なぜか麻酔科医を見下した言動をとる．モリーは密かに"ダーク・ベイダ"と呼んでいる．決めゼリフは"内科医はなんでも知っているが，なにもできない．外科医はなんでもできるが，なにも知らない．ドクター米田はなんでも知っていて，なんでもできる"

❖【血圧 142/72 mmHg，心拍数 89 回/分】
ドクター米田は滅菌ガウンをまとうと，タイムアウト[*1]もなしに，いきなり患者にメスを入れた．
「麻酔屋さん．何か異常があったら，すぐ僕に伝えてくれたまえ」
ドクター米田がモリーにウィンクする．

[*1] 手術スタッフ全員で，患者・術式・手術部位・麻酔方法などの最終確認をすること．

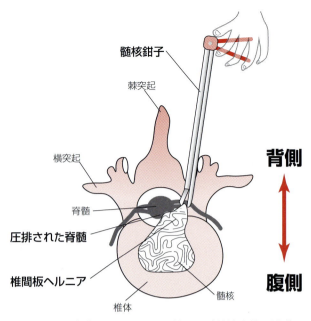

図 3-4 腰椎椎間板ヘルニアに対する髄核摘出術の模式図
神経を圧排している脱出ヘルニア（髄核）を髄核鉗子で後方（背側）から摘出する．

「もっとも，椎間板ヘルニアの手術ごときで何か起こるとも思えんがね」

いちいちムカつく！　ウィンクがキモい！！　いきなり執刀するもんだから，患者の血圧と心拍数が上がっちゃったじゃないの！！！　モリリーはモニター画面を横目でにらみながら，セボフルランとレミフェンタニルの濃度を慎重に上げていく．

❖【血圧 102/62 mmHg，心拍数 69 回/分】

モリリーの適切な麻酔深度調節により循環動態は安定した．手術も順調に進み，ドクター米田は病巣の腰椎椎間板ヘルニアに到達したようである．椎間から脱出したヘルニアが井田川さんを苦しめた頑固な腰痛の原因である．これを鉗子で摘出すれば手術は終わる（図3-4）．

何もなければ麻酔は世界一簡単な仕事．モリリーはうとうとし始めた．バッグに入ってるオニギリ，いつ食べれるかな……．

タービュランス（乱気流）

❖【血圧 58/42 mmHg，心拍数 101 回/分】

モリリーの夢見心地は，麻酔器のけたたましいアラームに破られた．突然の低血圧である．スリープモードから復帰したモリリーPCが次々と選択肢を打ち出す．

《麻酔中の低血圧の原因》
A：心不全
B：アレルギー反応
C：脱水
D：出血
E：麻酔薬による心循環抑制

　心電図変化はないし，薬剤投与の時間経過から"A：心不全"と"B：アレルギー反応"は考えにくい．十分な輸液をしているから"C：脱水"は違う．今の出血量は30 ccだから"D：出血"でもない．
　では"E：麻酔薬による心循環抑制"であろうか．麻酔中の血圧は，手術侵襲と麻酔の鎮痛作用・心循環抑制のバランスだから，麻酔深度が一定でも手術侵襲が減少すれば血圧が低下することはありうる（**コラム**）．執刀直後に麻酔薬濃度を一時的に上げたせいか．しかし……？
　何か違和感を覚えながら，モリリーはセボフルランの濃度を下げ，昇圧薬エフェドリン10 mgを点滴ルートから投与した．

❖【血圧 68/42 mmHg，心拍数 111 回/分】
　セボフルランによる心循環抑制であれば，エフェドリン10 mgで十分回復するはずである．
　（何か変だ……すごく変だ）

コラム　全身麻酔薬による心循環抑制

　揮発性麻酔薬などの全身麻酔薬は，強力な心循環抑制作用を有している．これは，心筋/血管平滑筋に対する直接作用，交感神経の抑制作用，中枢神経系の血管運動中枢を介する作用などの総和と考えられている．図3-5は，揮発性麻酔薬セボフルランが心筋のカルシウム電流を抑制する様子．

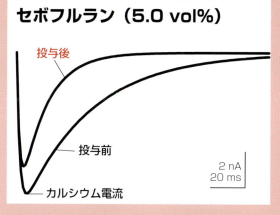

図3-5 心房筋単一細胞のカルシウム電流に及ぼす揮発性麻酔薬セボフルランの影響
カルシウム電流は，膜電位固定法により保持電位－40 mVから＋10 mVに100 msの脱分極性パルスを与えることにより誘発した．ナトリウムチャネルとカリウムチャネルは薬理学的に遮断した．

❖【血圧 78/51 mmHg，心拍数 116 回/分】
「麻酔屋さん，どうなってますか？　バイタル，大丈夫ですか？」
　モニターのアラーム音に気づいたドクター米田は，手術を続けながら言った．一見穏やかな物腰

だが，その声には明らかにトゲがある．

「米田先生，血圧が下がっています．出血してないですか？」

「出血だと……？」

ドクター米田は術野から顔を上げ，暗い眼鏡の奥からモリリーをジロリとにらむ．

「この術野のどこに出血がある！　どうせ麻酔が深いんだよ！！　さっさとエフェドリンでも入れろっ，麻酔屋！！！」

❖【血圧 72/49 mmHg，心拍数 121 回/分】

ドクター米田の剣幕に，モリリーはついエフェドリンを追加投与してしまう．

いかん，いかん．ドクター米田にイニシアチブを握られているではないか．いつも用多先生に"麻酔科医は手術室の司令塔でなければいけない"って言われてるのに……．モリリーはマスクの下で唇を噛む．彼の言うことにも一理あるが，本当に麻酔薬による心循環抑制であれば，なぜエフェドリンが効かないのだろう？　それどころか血圧は下がり，頻脈になる一方だ．

❖【血圧 69/47 mmHg，心拍数 125 回/分】

まず落ち着こう．モリリーは深呼吸をする．こんなとき，マスター・用多ならなんて言う？

（モニターばかり見てるんじゃない，フォースを使え．パダワン[*2]よ）

そうだ．フォースは使えないけど，私には五感がある．モリリーは患者の頸部に手を伸ばし，総頸動脈の拍動を触知してみた．

（脈は触れるぞ……いや，待てよ．これは……？）

麻酔科医の逆襲

❖【血圧 65/44 mmHg，心拍数 131 回/分】

鳴り止まないアラームにドクター米田の怒りが爆発する．

「麻酔屋！　エフェドリンは入れたのか！？　これじゃ手術もできな……」

それを遮ったのはモリリーだ．

「米田先生，低血圧ショックの原因はやはり出血です！」

ドクター米田に向かってキッパリと言う．

「だから，どこに……」

「どこかわかりませんが，間違いなく出血しています．総頸動脈の拍動を触れてみてわかったんです．血圧が呼吸性に大きく変動しています（図 3-6）．これは循環血液量が減少しているサインです」

「しかし呼吸性変動なら，心不全でも……」

四の五の言うドクター米田の鼻先に，モリリーは検査結果のプリントアウトを突きつけた．

「これは，たった今返ってきた血液データです．ヘモグロビン値が 5.6 g/dl しかありません！」

「うっ，これは……」

「術前値が 12.1 g/dl ですから，半分以下に低下しています！」

[*2] 米国映画「STAR WARS」に出てくる騎士ジェダイの師匠と弟子はそれぞれマスター，パダワンと呼ばれる．

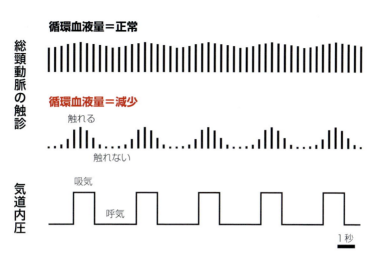

図 3-6　循環血液量の減少が起こると血圧（脈圧）の呼吸性変動が生じる．この現象を定量化したものが，フロートラック™センサーによる心拍出量の呼吸性変動 SVV（stroke volume variation）モニターである．

❖ 【血圧 55/40 mmHg，心拍数 139 回/分】

　ドクター米田の顔色が変わった．
　「まさか……そんなことが……いや，ありえない……」
　ぶつぶつ呟き始める．額からは大粒の汗が噴き出していた．モリリーはピンときた．こいつ，何か知っているな……．
　「米田先生．思い当たることがあるなら言ってください」
　「いや……でも．でも……」
　さっきまでの威勢はどこへやら，小声で口ごもる．
　「患者は危険な状態なんです！」
　「……ひょっとしたら……やったかもしれない……」
　「何を"やったかもしれない"ですか！？」
　ドクター米田は叱られた子どものように答えた．
　「じ，実は手術中に髄核鉗子が深く入りすぎたことが……．たった一度だけ……」

コード・ブルー

　髄核鉗子が深く入った……って？　最初，モリリーにはその意味がわからなかった．モリリー PC は

《JARGON（意味不明）》

と表示している．髄核鉗子が深く入ると何が起こるかなんて，医学部の講義で教わらなかったし，麻酔科の教科書にも書いてない……．
　その刹那，モリリーは"あること"に気づいた．背筋に冷たいものが走る．髄核鉗子が深く入り

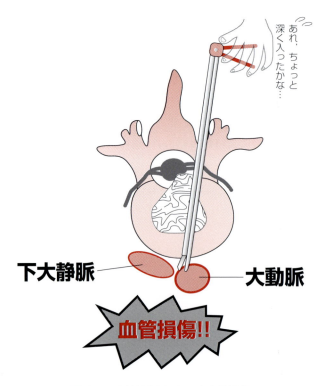

図3-7　髄核鉗子による大血管損傷

すぎれば，鉗子の先端は椎体の前面に出る．椎体の前面にあるものといえば……！！！

❖【血圧 49/30 mmHg，心拍数 145 回/分】

　モリリーPCのディスプレイが真っ赤なアラート画面に変わった．

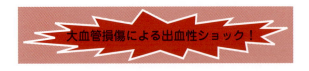

　"深く入りすぎた"髄核鉗子は，小柄なおばあちゃんの小さな椎体を背側から腹側へと突き抜けた．椎体の前面（腹側）にはヒトの血管の屋台骨，大動脈と下大静脈が走っている．おそらく，そのどちらかが損傷されたのだ（図3-7）．大血管から出血した大量の血液は重力で腹腔内へ流れ込むから，術者には見えない．

❖【血圧 38/26 mmHg，心拍数 153 回/分】

　モリリーは叫んだ．
　「コード・ブルー[*3]，手術部！　できるだけ多くの人員を集めてください！！」

[*3] 患者の容態急変などの緊急事態が発生した場合に用いられる救急コール．

❖ 【血圧 34/24 mmHg，心拍数 86 回 / 分】

　やばい，心拍数が落ちてきた．これはけっして脈が落ち着いたわけではない．減少した循環血液量を代償しようとしてフル回転でがんばってきた心臓……その心臓への血液供給（冠動脈血流）が，いよいよ途絶えてきたのだ．
　「患者はきわめて危険な状態です．今から，この手術室のコマンダーは私です！　全員，私の指示に従ってください！！」

❖ 【血圧 32/23 mmHg，心拍数 38 回 / 分】

　このままでは心臓がもたない．モリリーは呆然と立ち尽くすドクター米田に命じる．
　「米田先生，このままではアレスト（心停止）します．すぐに閉創を！」
　「でも．まだ髄核が一部……」
　「さっさと閉じる！！」
　「……ハイ」

❖ 【血圧 29/22 mmHg，心拍数 26 回 / 分】

　コード・ブルーを聞きつけて，手術部内外からぞくぞくと医療スタッフが駆けつける．
　「脊椎手術中の大血管損傷です．代用血漿輸液 500 cc 投与！」
　「RCC（濃厚赤血球液）と FFP（新鮮凍結血漿）を 6 単位ずつ，《緊急度 1》で手術室へ！」
　「アドレナリン 0.1 μg/kg/min で投与開始！」
　「急速輸血加温装置《レベル 1》の回路を組み立てて！　輸血が届きしだい，輸血開始します！」
　モリリーは麻酔器の前に陣取り，コマンダーとして指示を出す．

❖ 【血圧 89/50 mmHg，心拍数 96 回 / 分】

　「米田先生，閉創まだですか！？　閉創して患者を仰臥位にしたら，中心静脈カテーテル（CV line）を挿入します！」
　CV line が入れば，さらに適切な循環管理が可能になる．

❖ 【血圧 90/52 mmHg，心拍数 112 回 / 分】

　「よし，血圧と心拍数が戻ってきた……」
　モリリーは自分に言い聞かせるように呟いた．
　「絶対，助ける！」

❖ 【血圧 91/54mmHg，心拍数 140 回 / 分，中心静脈圧 0mmHg】

　閉創が終わるまでにリンゲル液・代用血漿などの輸液 2,500 cc と RCC 800 cc，FFP 400 cc が投与されていた．血圧はアドレナリン 0.1 μg/kg/min でなんとか維持されている．患者を仰臥位にすると，モリリーは CV line を挿入し中心静脈圧（CVP）を測定した．CVP の正常値は 4-8 mmHg である．出血などの循環血液量の減少により CVP は低下するが，心不全では逆に CVP が上昇する．
　「CVP がゼロなので，やはり出血性のショックです．そして，その原因は大血管損傷の可能性がきわめて高いです」
　モリリーはスタッフに現時点の病状を説明し，確定診断のためのプランを提案した．

「循環動態は小康状態ですので，人工呼吸のまま放射線部へ腹部CTを撮りに行きましょう．それですべてがわかるはずです！」

コマンダーは誰か

【血圧98/57 mmHg，心拍数138回/分，中心静脈圧1 mmHg】

　放射線部のモニタールームには，重苦しい空気が流れていた．ドクター米田と手術スタッフは無言でCT画像のディスプレイを見つめている．鉛ガラスの向こうでは，気管挿管されたままの井田川さんがCTスキャンのベッドに横たわり，プロテクターで身を包んだモリリーがアンビューバッグで人工呼吸をしている．
　ディスプレイに写し出された井田川さんのCT画像は，大動脈と下大静脈周囲のおびただしい後腹膜血腫を示していた（図3-8）．

【血圧96/55 mmHg，心拍数139回/分，中心静脈圧2 mmHg】

　「……開腹して出血を止めよう」
　重い沈黙を破って，ドクター米田が口を開いた．
　「大動脈か下大静脈かわからんが，損傷した血管を縫合する．すぐに緊急開腹止血術を行うと手術室に連絡してくれ」
　スタッフに向かって指図を始める．モリリーにやり込められて"借りてきた猫"になっていたドクター米田は，再び"大虎"に戻りつつあるようだ．
　「待ってください！」
　そのとき，天井のスピーカーから声が響き渡った．
　「コマンダーは私です！」
　CT撮影室の中でモリリーがマイクを握っていた．
　「今，開腹手術をしてはダメです！」

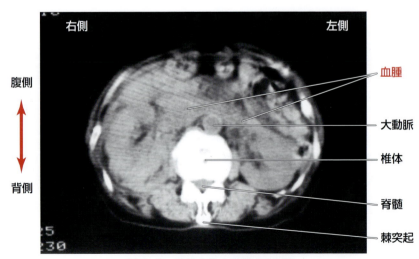

図3-8　手術直後の腹部CT画像
大動脈周囲に血液の貯留所見あり．

❖【血圧102/61 mmHg，心拍数137回/分，中心静脈圧2 mmHg】

「コマンダーがなんだ！　大血管から出血しているんだぞ！」

ドクター米田は吠えた．しかしモリリーは譲らなかった．

「危険だからです」

「なぜだ？　麻酔屋に何がわかる？！」

「理由は2つあります．ひとつ目は，大動脈か下大静脈か，どちらの損傷かわからないからです．大動脈損傷なら中枢側をクランプして損傷部位を縫合すればいいかもしれませんが，もし下大静脈が裂けていたとすると，周辺臓器をよけてサイドクランプをかけるまでに大量出血します．その場合，死亡率がきわめて高いことが報告されています（Injury 2015；46：71）」

先月の抄読会で，たまたま用多先生が読んだ論文だ．居眠りしないで聞いててよかった．

「むぅ，確かにそうかもしれないが……」

「そして，もうひとつの理由は……」

鉛ガラスの向こうから，ドクター米田をビシッと指差す．

「この病院には血管外科医がいないからです！　米田先生，あなたは一般外科の研修はしているかもしれませんが，血管外科の専門ではない！　血管外科医や循環補助装置のない状態で後腹膜に手を出しては絶対にダメです」

モニタールームにモリリーの声が響き渡った．

❖【血圧108/63 mmHg，心拍数136回/分，中心静脈圧3 mmHg】

「じゃあ，このまま指をくわえて見ていろと……？」

ドクター米田は声を絞るようにして反論した．

「そうです」

モリリーが答える．

「幸い，井田川さんの循環動態は小康状態です．ヘモグロビン値も9.1 g/dlまで回復しました．おそらく損傷部位が周辺臓器で圧排されているのでしょう．このままICUへ入室させて経過観察し，十分な準備をしてから手術に臨むべきです」

もはやモリリーの意見に異を唱える者はいなかった．

長期出張

井田川さんをICUに入れて治療を続けるなら長期戦となる．2日か3日か1週間か，それ以上かかるのか？　モリリーには見当もつかなかった．とりあえずJ大附属病院の用多先生に連絡して事情を報告したモリリーであったが，メンターの返答はまたしてもあっけなかった．

「患者が回復するまで，そこで治療に専念しなさい．ただし長期出張は認められないので，"夏期休暇"で対処すること」

えっ，そんなぁ！　さよなら，私の夏休み……．

ICU（集中治療室）へ入室

井田川さんは人工呼吸のままICUに入室した．担当になったのは甲南（コーナン）という新人ナースであっ

た（図 3-9）．
「初めまして．急な入室だったので，ナース 1 年目の私が担当することになりました」
小動物的な顔立ちの甲南ナースはぺこりと挨拶した．
「わからないことだらけなので，いろいろ教えてください，モリリー先生！」
「こちらこそよろしく，甲南ちゃん」
J 大では自分が教わるばかりであったが，ここでは新人ナースを指導しながら患者の命を預かることになった．モリリーは身が引き締まる思いだ．
「ねえ，甲南ちゃん」
「はい，なんですか？」
甲南ナースは大きな瞳をくるくるさせる．
「どうでもいいけど，おっきなドングリマナコね．ゴミとか入らない？」
「ほっといてください！」

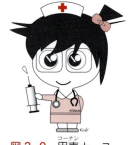

図 3-9 甲南ナース
呉羽山総合病院 ICU の新任ナース．決めゼリフは "真実はいつもひとつ！……とはかぎらない"

❖ 【血圧 111/64 mmHg，心拍数 135 回 / 分，中心静脈圧 4 mmHg】
「井田川さんは，一時的に落ち着いているけど，今後予断を許さない状況です」
モリリーは甲南ナースに患者申し送りをする．
「腹部の大血管損傷は，たぶん周辺臓器の圧排で小康状態になっている．髄核鉗子による鋭的な損傷だから，あんがい創は塞がりつつあるのかも……．とはいえ，再出血の可能性は十分にアリ」
「はい，モニターの血圧・心拍数をよく観察します」
甲南ナースは熱心にメモを取る．
「あと，後腹膜の血腫による臓器障害が心配ね．具体的には，下大静脈圧排による下肢の浮腫，腎機能障害による乏尿，肝機能検査データチェック，それから腸間膜動脈の血流障害があるかもしれないから……」
モリリーは甲南ナースに聴診器を渡しながら付け加えた．
「グル音もちゃんと聞いてね」
「えっ，クレヨンしんちゃんと来てね……？」
この新人ナース，なかなか教えがいがあるぞ．
「あのさ，この話の流れで，アニメ会社の回し者みたいなこと言う？」
「えへ，私もヘンだなーと……」
「グル音は，聴診器をおなかに当てると聞こえる，腸の蠕動運動に伴って出るゴロゴロという音．麻痺性イレウスになると低下するのよ」
「ラジャー！　モリリー先生！！」
甲南ナースが背筋を伸ばして最敬礼する．この子，ホントにわかってるのか……？

ICU 入室第 1 病日

❖【血圧 121/68 mmHg，心拍数 136 回/分，中心静脈圧 5 mmHg】

「甲南ちゃん，今までの輸血量は？」

翌朝，モリリーはICUへ来ると甲南ナースに尋ねた．

「RCC と FFP を合わせて，術中が 1,200 cc，ICU 入室後は 800 cc です」

「ふーん，そんなもんですんだのかあ……．血圧も安定してきたわね」

「呼吸・循環・ヘモグロビン値は回復傾向にあります．それに……」

甲南ナースは聴診器片手にのガッツポーズを取る．

「グル音もばっちり聞こえます！　先生も聞いてみます？」

「わかった，わかった．甲南ちゃんを信頼してるから……」

それにしても，たかだか 2,000 cc の輸血ですんだのはラッキーだった．中心静脈圧も正常化したし……．どんな出血もいつかは止まる．

「ちょっと頻脈なのが玉にキズだけど，アドレナリンを切れば下がるんじゃないかな．意識レベルが良くなったら，今日中に人工呼吸器から離脱できるかも」

「順調ですね！　モリリー先生の読みがアタリましたね！」

「そうね，やっぱり手術室で開腹しなくて正解だったわ」

私の勝ちね，ダーク・ベイダ！　モリリーは自分で自分の判断力をほめたい気持ちだ．

（今日，井田川さんの気管チューブを抜管したら，もうダーク・ベイダに返しちゃおう．後腹膜の血腫をどうするかはCTでフォローアップして，後日判断すればいいもんね！）

このぶんなら，夏休み返上のダメージは少なくてすみそうだ……．

ICU 入室第 2 病日

❖【血圧 122/67 mmHg，心拍数 140 回/分，中心静脈圧 5 mmHg】

「おはよう，甲南ちゃん．井田川さんの具合はどう？　安定してるなら，予定どおり気管チューブを抜管するわよ！」

「人工呼吸器はすでに自発呼吸モードです．呼吸・循環・尿量・ヘモグロビン値・肝機能など，すべて変わりありません．グル音もばあばあ聞こえます」

いつものように元気いっぱいの甲南ナースの報告に，モリリーは一瞬違和感を感じたが，それがなんだかわからなかった．

❖【血圧 123/66 mmHg，心拍数 141 回/分，中心静脈圧 6 mmHg】

モリリーは井田川さんの気管チューブを抜管した．意識は清明で，四肢に麻痺はない．

「井田川さん，ご気分はいかがですか？」

「おや，ここはどこ？　手術室？　私の病室じゃないわね」

「ここはICUです．井田川さんは腰の手術を受けたのですが，術中にちょっとしたトラブルがあって……．でも，きちんと治療したから，もう安全です」

「まあ，私はお嬢ちゃん先生に助けられたってわけ？」

井田川さんの話し方はしっかりしていた．記憶も整合している．これなら，少なくとも脳機能障

害はなさそうだ．

「井田川さん，このぶんなら，もうじき元のお部屋へ戻れると思うんですが，どこか都合の悪いところはないですか？」

「特にないけど，脚がむくむわね．特に左．……それから胸がドキドキする」

大量輸液・輸血してるから浮腫は仕方ない．でもアドレナリンを止めたあとも続く頻脈は……？

タービュランス・再び

井田川さんはICUを退室して，一般病棟へ戻ることになった．ドクター米田は病棟看護師を伴ってICUに入って来ると，モリリーのほうを見もせずに言った．

「患者の状態は思いのほか安定しているようだ」

思いのほか？ "ご苦労様" くらい言ってくれてもバチは当たらないわよ！

「今後，後腹膜の血腫をどうするかは俺が判断する．よし，患者を病棟へ！」

えっ，それだけ？　申し送りもなし？

ありえない光景

「井田川さん，お大事に……」

ICUの自動ドアが開き，井田川さんのベッドがガラガラと音を立てて去って行く．

（あっけない幕切れだったな……）

複雑な気持ちで井田川さんを見送った次の瞬間であった．モリリーの視野の片隅にありえない光景が映った．井田川さんがベッド上に仁王立ちになっていた．ドクター米田と病棟看護師は，あわてた様子でそれを制止している．

「いったい，何が！？」

ICUを飛び出しベッドに駆け寄ったモリリーは目を疑った．ついさっきまで穏やかだった井田川さんの顔には，断末魔の苦悶が現れていた．その目は何か切迫した事態を訴えるように宙を見つめる．

「む，胸が……！　苦しい！！」

そして，そのままベッドに崩れ落ちた．モリリーは必死で井田川さんを支えた．横目で移動用モニターの心電図を見る……フラットであった．

呼吸心停止

「アレスト（心停止）です！　コード・ブルー！！」

たった3日間で2回もコード・ブルーを叫ぶなんて！

❖ **【血圧0 mmHg，心拍数0回/分，呼吸数0回/分】**

正直言って，それからあとのことは正確に思い出せない．とにかくモリリーは，人工呼吸・心臓マッサージ・気管挿管・アドレナリン投与などの蘇生を行い，気づくと井田川さんはICUに戻って人工呼吸器につながれていた．

❖ 【血圧 133/68 mmHg，心拍数 151 回 / 分，中心静脈圧 14 mmHg】

　蘇生により血圧は安定したが，動脈血酸素分圧（Pa_{O_2}）が著しく低下し*4 呼吸不全を呈していた．造影CT検査の結果，井田川さんは広範囲の肺塞栓症を発症していた．肺塞栓症とは，血栓の遊離による肺動脈の閉塞である．長期臥床において下肢に深部静脈血栓が生じることはあるが，術後2日目でこれほど重篤な肺塞栓症が生じるなんて．

　「これは"ウーリーとローの麻酔事件"以上の難問だわ……」

　モリリーは誰に言うともなく呟いた．確かに，あのときより，はるかに病態が複雑に見える．しかし，何か大切なことを見落としているような……．モリリーPCは完全にフリーズし，ぶすぶす煙を噴き出していた．

モリリーPC再起動

　「モリリー先生．元気出してください」

　甲南ナースがモリリーに話しかける．

　「真実はいつもひとつ！……とはかぎらないと思うんです」

　「ありがとう，甲南ちゃん」

　「井田川さんのクレヨン……じゃなくて，グル音ばばあ……」

　「あのさ，甲南ちゃん．元気づけてくれるのは嬉しいけど，今一番問題なのは呼吸機能なの．とりあえずグル音は……」

　そのとき，モリリーはあることに気づいた．

　「そう言えば甲南ちゃん，いつもグル音，グル音って言ってるわね……」

　「だって，モリリー先生が聞きなさいって……」

　そうか，今までずっと感じてた違和感って，ひょっとすると……！

　「甲南ちゃん，聴診器！」

　モリリーは聴診器をひったくると井田川さんに当てた．モリリーPCが再起動する．探していたピースが見つかり，バラバラに見えたパズルが"カチッ"と1つにまとまった．

　「甲南ちゃん，お手柄よ！　これですべてわかったわ！」

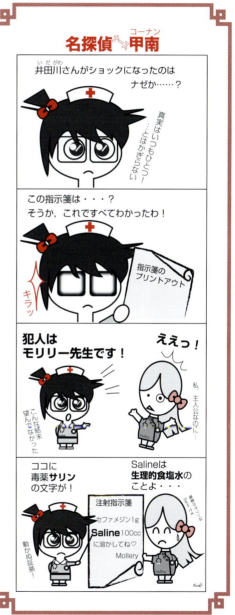

*4 肺において血液が酸素を十分に受け取れない状態．酸素化能の低下．

読者への挑戦状

ここまでの部分で，井田川乱子さんの病態を解明するのに必要な手がかりはすべてさらした．さあ，真相を推理してみよ．

モリリー・クイーン

- Q1 大血管損傷なのに，意外に少ない輸血量ですんだのはなぜか？
- Q2 術中から続く頻脈の原因は？
- Q3 重篤な肺塞栓症を起こしたのはなぜか？
- Q4 "グル音"の正体は？

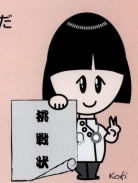

合同カンファレンス

　呉羽山総合病院は，富山平野を二分する呉羽丘陵にそびえ立つ白亜の殿堂である．合同カンファレンスルームはその最上階に位置し，一面総ガラス張りの窓からは眼下に広がる杉谷の森を見渡すことができた．窓際に立つと，まるで大海原を望む"崖"の上に立っているような錯覚を覚える．
　そのカンファレンス・ルームには，ドクター米田や甲南ナースをはじめ，井田川乱子さんの治療に関わったすべてのスタッフが集められていた．モリリーが緊急招集をかけたのだ．
「私たちは最初から間違っていたんです」
とモリリーは切り出した．
「手術中に髄核鉗子で，大動脈か下大静脈のどちらかを損傷したのだろうと思っていました」
「そうじゃないと言うのか！」
声を荒げたのは，突然の呼び出しに不満げなドクター米田だ．
「じゃあ，いったい何を損傷したと言うんだ？」
「どちらかではなかった．大動脈と下大静脈の両方だったんです！」
モリリーの言葉に，カンファレンスルームにいる全員が息をのんだ．
「両方……！」
モリリーはスクリーンに映像を出す．
「これは，椎体と大動脈および下大静脈の関係を表した模式図です（図 3–10）．大動脈は左右の

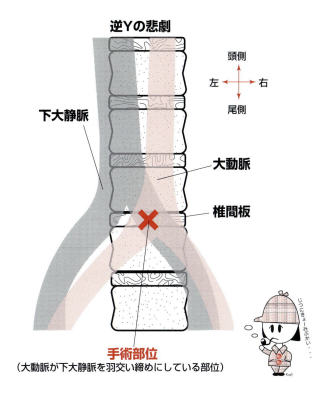

図3-10 モリリーが作成したイラスト
大動脈，下大静脈，椎間板（手術部位）の位置関係を示す．

総腸骨動脈，下大静脈は左右の総腸骨静脈にそれぞれ分枝しますが，その枝はまさに今回の手術部位，第4/第5腰椎椎間板の位置です」
　モリリーはスクリーンから目を離し，スタッフに向かって言った．
　「つまり，第4/第5腰椎椎間板の前方で，逆Y字型の大動脈が逆Y字型の下大静脈を"はがいじめ"にしているのです」
　「あ，確かに．2つの逆Yが重なっている……」
　甲南ナースが感嘆の声を上げた．
　「そう，これは"逆Yの悲劇"なのです！」

動かぬ証拠

　「何が逆Yの悲劇だ．どうせ，麻酔屋の仮説だろう．それに，動脈だろうと静脈だろうと両方だろうと，大血管損傷による出血には違いないじゃないか！」
　ドクター米田が憤然と抗議する．
　「いいえ，これは単なる大血管損傷による出血ではないのです」
　モリリーはドクター米田を一瞥してから，スライドを切り替えた．
　「これは，先ほど施行した井田川さんの大動脈造影所見です（図3-11）」
　「う……血管撮影をしていたのか！」
　「右大腿動脈からカニューレを挿入して腎動脈下部まで進めてから造影しています．本来なら大動脈と左右の総腸骨動脈のみ写るはずですが，下大静脈と左総腸骨静脈が造影されています．これ

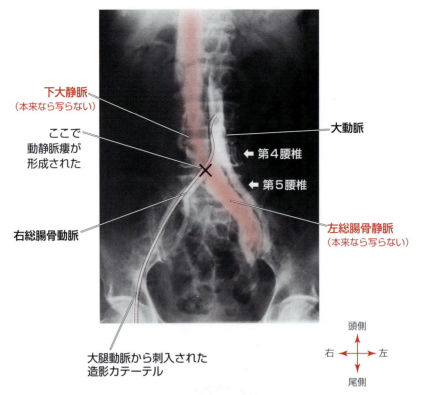

図 3-11　患者・井田川乱子さんの大動脈の血管造影
右大腿動脈からカテーテルを挿入し，腎動脈下で造影剤を注入した．本来写らないはずの下大静脈と左総腸骨静脈が造影されている．

が何を意味するか……」
　2つの逆Yの交点にレーザーポインターの赤い点が当たる．
　「大動脈と下大静脈の間（正確には右総腸骨動脈と左総腸骨静脈の間）に動静脈瘻，つまり動脈と静脈のバイパスが形成されているのです！」
　「ど，動静脈瘻だと……！」
　ドクター米田がうめいた．
　「動静脈瘻の位置は，まさに第4/第5腰椎の椎間前面です．つまり手術中に第4/第5腰椎の椎間から飛び出した髄核鉗子が，大動脈と下大静脈を串刺しにしたのです．そう考えるとすべてツジツマが合います」

❖A1　大血管損傷なのに，意外に少ない輸血量ですんだのはなぜか？

　「大動脈と下大静脈が髄核鉗子で串刺しになれば，そこから大出血が生じます．これが手術中の突然の低血圧の原因です」
　モリリーは新しいスライドを示した（図 3-12）．
　「やがて出血は周辺臓器に圧排されて小康状態となります．血液は流体ですから抵抗の少ないほうに流れます．このとき，井田川さんの中心静脈圧（＝下大静脈圧）は，出血によりほとんどゼロまで下がっていました．したがって，大動脈からの出血はそれ以上後腹膜へは広がらず，圧の低い

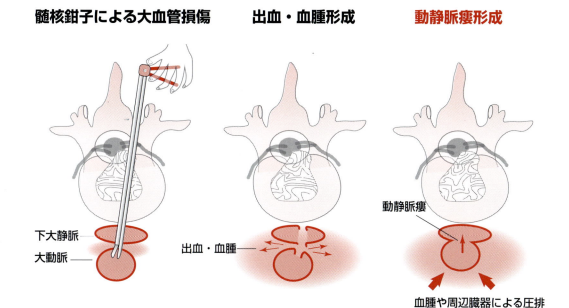

図3-12 髄核鉗子による大血管損傷から動静脈瘻が形成されるメカニズム

下大静脈へ流れ込んだのです」

甲南ナースがうなずく.

「だから大血管損傷なのに,意外に少ない輸血量ですんだんだ！」

「そうです．こうして大動脈と下大静脈（右総腸骨動脈と左総腸骨静脈）をシャントする動静脈瘻が形成されたのです」

❖ A2　術中から続く頻脈の原因は？

「解剖学的に，ヒトの体の中に動脈と静脈が短絡している場所はありません．動脈と静脈の間には毛細血管があって，これが末梢血管抵抗を生み出しています」

「抵抗……って，電気の話みたい」

「そうよ，甲南ちゃん」

モリリーはホワイトボードを使って説明する.

「オームの法則：
　　（電圧）＝（電流）×（抵抗）・・・・・・・・・・・・・・・・・・・・・・・・・・・・（式1）

はヒトの心血管系にも当てはまって
　　（血圧）＝（心拍出量）×（末梢血管抵抗）・・・・・・・・・・・・・・・（式2）
　　（心拍出量）＝（1回拍出量）×（心拍数）・・・・・・・・・・・・・・・（式3）

と近似できます．井田川さんのように大血管に動静脈瘻が形成されると，末梢血管抵抗が一気に下がるので，ヒトの体は血圧を一定に保とうとして心拍出量を増やします（式2）．短絡量が多すぎて心拍出量が追いつかない場合は，高拍出性心不全に陥ります（図3-13）」

「なるほど，それで頻脈がずっと続いていたというわけだな（式3）」

さっきからじっとホワイトボードを見ていたドクター米田が口を開いた．やっと，わたしの話を

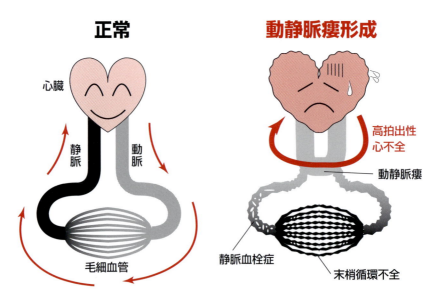

図3-13　高拍出性心不全の模式図

聞く気になったみたいね！

❖ A3　重篤な肺塞栓症を起こしたのはなぜか？

「動静脈瘻ができると，それより末梢側の静脈はうっ滞します．井田川さんの場合は左総腸骨静脈の還流不全を来し，左下肢に広汎な静脈血栓が形成されたと考えられます．その静脈血栓がなんらかの刺激で遊離し，下大静脈から右心房，右心室と流れて，最終的に肺動脈に詰まる，つまり肺塞栓症を来したのです」

「なんらかの刺激って……？　モリリー先生」

甲南ナースが手を挙げて質問した．

「いろいろあると思うけど，たとえば誰かさんが申し送りも聞かないで，いきなりベッド移動した……とか？」

モリリーはドクター米田をちらりと見た．

「むむ……俺のせいだというのか？」

ドクター米田の眉がピクリとつり上がった．

❖ A4　"グル音"の正体は？

げっ，"2サス"[*5]を気取りすぎて地雷を踏んだか？　モリリーは身構えた．

「……確かに，その可能性はあるな！」

ドクター米田はニヤリと笑った．吹っ切れたように両手を挙げる．

「どうやら俺の完敗らしい」

[*5] "2時間サスペンス（2サス）"のラストシーンでは，定番の"崖"が登場する．崖のようなカンファレンスルームでモリリーの謎解きは粛々と進む．

なんだ敗北宣言か．ビビらせないでよ．どうでもいいけど笑顔もキモい．
「どうやって動静脈瘻の存在に気づいた？」
「気づいたのは，わたしじゃありません．ここにいる甲南ちゃんです」
モリリーは甲南ナースのほうへ歩み寄った．
「甲南ちゃんは毎日，井田川さんの全身の所見をきちんと診ていました．もちろん腹部にも聴診器を当てていて，私に"グル音がばあばあ聞こえます"と報告したんです．グル音は"ゴロゴロ"で"ばあばあ"ではありません」
「なるほど，"ばあばあ"の正体は血管雑音というわけか」
ドクター米田が言った．モリリーはにっこりとうなずいた．
「そうです．動静脈瘻を血液が通過する際に発生する血管雑音が聞こえていたのです」

🌀 ナイチンゲールの涙

　カンファレンスは，井田川さんの動静脈瘻に対する手術を早急に計画するということで終了した．モリリーがカンファレンスルームを出ると，甲南ナースが追いかけてきた．
「すみません，私がバカでした．もっと早く，"グル音"が血管雑音だと気づいていれば……」
「ううん．とんでもない．わたしのほうこそ，井田川さんの問題点は出血や肺塞栓だけだと思い込んで，身体所見は甲南ちゃんに任せっきりだった．毎日きちんと全身の診察をしていた甲南ちゃんのおかげよ」
　甲南ナースの顔がパッと明るくなった．
「そう言ってもらえると，本当に嬉しいです．わたし，まだナース1年目なのにICUに配属されちゃって，いつも師長さんに叱られてばかりだったから……」
「それどころか，ナイチンゲール憲章のカガミだわ．"われは心より医師を助け，わが手に託されたる人々の幸せのために身を捧ぐ"」
　甲南ナースの大きな瞳がみるみる潤んでゆく．
「それ，最高の褒め言葉です．モリリー先生！」

🌀 ラスト・フライト

　井田川乱子さんの動静脈瘻に対する修復手術が行われたのは，合同カンファレンスの3日後であった．手術はJ大から招聘した血管外科専門医が執刀し，ドクター米田は助手を務めた．全身麻酔はもちろんモリリーが担当したが，用多先生もJ大からバックアップに駆けつけてくれた．手術は腹部大動脈と左右の総腸骨動脈をY型人工血管で置換したのちに動静脈瘻を閉鎖する大がかりなもので3,000 cc以上の出血があったが，モリリーと用多先生はそれを（フォースで？）予見し，十分な輸血準備と急速輸血加温装置で対応した．
　動静脈瘻手術の1週間後，モリリーは井田川さんの病室を訪れた．
「井田川さん，お変わりありませんか？」
「あらあら，お嬢ちゃん先生．今日も診にきてくれたのね．おかげ様で順調よ．今朝は杉谷の森を散歩してきたわ」
「あのー．そろそろ"お嬢ちゃん先生"はカンベンしてもらえませんか？」

「そうだったわね」
　井田川さんはベッドの上に起き上がり，モリリーに向き直った．
「正直言って，あなたを初めて手術室で見たとき"こんな女子高生みたいな先生で大丈夫かな"って頼りなく思ったわ．でも，わたしが間違っていた……」
　モリリーの手を握りしめる．
「あなたは，私の命を3度も救ってくれた．本当にありがとう．あなたはすばらしい麻酔科医だわ．これからも，たくさんの患者さんを救ってあげてください，名医モリリー先生！」

🅢 ランディング（着陸）

　モリリーがJ大附属病院に帰る日が来た．結局，夏休みと有給休暇を返上して3週間も呉羽山総合病院に"長期出張"してしまった．モリリーが病院玄関を出ようとすると，背後から声がした．
「ナイス・ランディング！」
　振り返ると，そこにはドクター米田が立っていた．
「今度の件は俺も勉強になった．見方を変えると新しい真実が見えてくるものだな」
「これからは麻酔屋の言うことも，ちょっとはリスペクトしてくださいね」
　ドクター米田がモリリーにウィンクする．
「ああ，もちろんそうするよ，モ・リ・リ・ー・先・生！」
　えっ，今，わたしのことを……？　思わずガン見してしまう．
「……さあ，車までカバンを持とう」
　ドクター米田は素知らぬ顔でモリリーのカバンを持つと，さっさと駐車場へ向かって歩き出した．"ブレインひとつ"で来たモリリーであったが，この3週間でカバンが大きく膨れ上がっていた．
「米田先生，それ結構重いから……って，もういないし！」
　モリリーはあわててドクター米田の後を追う．素直に"ありがとう"って言えばいいのに……．ツンデレかい！
　杉谷の森から蟬しぐれが聞こえる．ひと夏中飛び続けたモリリー号は数々のタービュランスを乗り越え，どうやら無事着陸したようである．
「ちょっと，待ってってばー！」
　おりからの谷風にモリリーの長い髪がそよいでいた．

「逆Yの悲劇」完

Chapter 4

魔法の蒸しタオル
―どくとるとモリリンの脳科学実験―

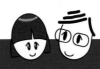

若きモリリンの悩み？

用多先生（よーた）　どうしたんじゃ，モリリン．おっきな目を三角にして．

モリリン　またしても，やられました．あの宿敵，ダーク・ベイダに！

用多先生　ダーク・ベイダって，消化器外科の米田君のことかな？

モリリン　そーです！　今日は消化器外科の胃切除術の全身麻酔を担当していたんですけど，手術中に患者さんがバッキング*1しちゃって……．

用多先生　胃を牽引すると横隔神経の反射でバッキングが起こりやすいんじゃ．特に米田君のせいではないじゃろ．

モリリン　ちがうんです！　ベイダのヤツ"おい，麻酔屋！　ちゃんと麻酔しろ！！　そのドングリマナコはフシ穴か！？"って……．これって完全なパワハラ！

用多先生　ほっほっほっ……．それで，本当に"ドングリマナコはフシ穴"だったのかね，モリリン？

モリリン　ひどい，用多先生まで！　ちゃーんとBIS*2でモニターしてたから麻酔深度は十分安定してたんです．でも急にBIS値が上がってきて"あれ，変だなー．麻酔薬の濃度変えてないのになー"と思ったときにはもうバッキングしてて……〔Chapter 2：図2-3（p.26）〕．マスターはバッキング対策，どうしてます？

用多先生　わしは蒸しタオルじゃ．

モリリン　ほえぇ？　む・し・た・お・るー？

マスターの教え？

用多先生　ときどき，手術前の緊張でガチガチになっている患者さんがおるじゃろ？

モリリン　手術はたいていの場合，一生に一度あるかないかの大事件ですから．

用多先生 　そんなとき，わしは患者さんのうなじに蒸しタオルを当ててあげるのじゃ．患者さんは「ああ，気持ちがいい」と言って，とても喜ぶ．それから麻酔の導入を始めると，不思議なことに麻酔維持中のバイタルサインが安定するんじゃ．

---

*1　全身麻酔が浅くなるなどして，患者が咳嗽反射を起こすこと．
*2　バイスペクトラルインデックス．脳波を応用した麻酔深度モニター．

モリリン	ぶっとびー！
用多先生	術中に予想外のバッキングをすることもない．
モリリン	"魔法の蒸しタオル"ですね！　どうしてですか？
用多先生	さあ……どうしてかな？
モリリン	（ガクッ）博学多識のマスターでもわからないことが？
用多先生	最新医学は加速度的に進歩してゆくからのう．モリリンは，医学知識が2倍になるのにどれくらいの時間がかかるか（doubling time）知っておるか？
モリリン	わたしが医学部で6年間，必死に詰め込んだ知識だって，まだ医学の初歩なわけでしょう？　医学ゼンブの知識が2倍になる時間って……ざっと50年くらいかな？
用多先生	ご名答……と言いたいが，それは1950年代の話じゃ．
モリリン	えっ，そんな前？　じゃあ，今のdoubling timeは10年くらい？　って，そんな早くないかぁ……．
用多先生	1950年代のdoubling timeは50年じゃった．ところが1980年にはこれが7年になり，2010年には3.5年．来る2020年には2カ月になると推定されておる．
モリリン	ええっ，たった2カ月で医学知識が2倍に？　そんなの覚えられるわけありません．ダメ，ゼッタイ！
用多先生	そう，無理じゃ．だからこれからの医者は知識そのものよりも，知識を手に入れるための方法を学ぶべきなんじゃ．ある知識を得たかったら，それはどの本に書いてあるのか，どのウェブサイトにアップデートされているのか，どの学会に行けばいいのか，そして誰に聞けばいいのか？
モリリン	誰かに聞く……？
用多先生	そうじゃ．"魔法の蒸しタオル"の謎を解きたければ，彼に聞くしかないじゃろ，モリリン．
モリリン	そーかー，結局，あのセンセのトコへ行くことになるのかー！

ブラック・モリリン？

どくとるKOKI	……なん度聞いてもわからないんだけど，用多先生の"魔法の蒸しタオル"と消化器外科の米田君にどんな関係が？
モリリン	だーかーらー"魔法の蒸しタオル"の謎が解けないと，ベイダを倒せないんですってば！
どくとる	……やっぱり意味不明．
モリリン	てゆーか，麻酔科学そのものが意味不明なんです．わたし，魔法使いでもジェダイ[*3]でもないし！
どくとる	今日はやけに言動がブラックだな．で，麻酔科学の何がわからない？
ブラック・モリリン	全部です！ カンファレンスで先輩麻酔科医の話を聞いてもチンプンカンプンだし，外科医からはパワハラされるし……．
どくとる	麻酔は深いはずなのにバッキングするし？
キャパオーバー・モリリン	わたしのキャパ超えてます！ どーせ麻酔科医に向いてないんです，わたしなんか！！（泣）
どくとる	まあ，そう悲観しないで．……モリリンが麻酔科医に向いてるかどうか，僕にはわからないよ．でも，全身麻酔薬作用の修飾，つまり全身麻酔の作用力価（MAC：最小肺胞濃度）がどんな要因によって変化するのか，僕も興味があって調べているんだ．
ボンビー・モリリン	なーんだ，センセ．ドンピシャの研究テーマじゃないですか．どうだ，イモト．暮らしは？……ってやつですね！
どくとる	とうだいもとくらし（灯台下暗し）でしょ．リカバリー早いヤツだな．
モリリン	えへ．
どくとる	MACを修飾する因子はいくつか知られていて，有名なのは年齢だね．MACは年齢依存性に減少する（効きやすくなる）ことが知られている．それ以外には細胞外マグネシウムイオン濃度や認知症・統合失調症などの精神疾患なども影響すると考えられている．
モリリン	年齢とMACの話なら，わたしでもわかります．おじいちゃん，おばあちゃ

[*3] 映画「STAR WARS」に登場する正義の騎士．フォース（超能力）を操る．これに対し，悪の騎士はダーク・サイドと呼ばれる．

どくとる　んの麻酔のときは，セボフルランとかデスフルランとか，濃度低めでキープしますから．

どくとる　ところが静脈麻酔薬とBIS値の関係を調べてみると，高齢になるほどBIS値が下がりにくい（作用が現れにくい）という報告もある．僕がやった脳スライスの研究でも，年齢依存性に静脈麻酔薬の有効作用濃度（ED_{50}）が上がるんだ（参考文献16）．

モリリン　あらまー！　高齢では静脈麻酔薬が効きにくいってことだから，臨床の印象とは真逆の結果ですね．

どくとる　そう．全身麻酔薬作用の修飾に関する知見は，そのほとんどが臨床経験に基づくもので，脳科学的なメカニズムはわかっていない．

モリリン　ところで，その修飾因子の中に"蒸しタオル"は？

どくとる　ないね．

モリリン　じゃあ，どうやってベイダと戦えって言うんですか！？

どくとる　さあ，フォースでも使えば？　用多先生に答えられない難問は僕にも説明できないよ．ただ，脳科学実験をしていたときに気づいたことがあるんだ．そもそも海馬のシナプス伝達は可塑性に富んでいて……．あ，これ，講義みたいになるけど？

モリリン　聞きますよ．いえ，ぜひ拝聴させてください！

どくとる　講義と睡眠が同義語のモリリンにしては殊勝な態度．

モリリン　だってベイダを倒したいです．てゆーか，この壁を越えないとわたし，ダーク・サイドに堕ちます！……YOU'RE MY ONLY HOPE！[*4]

---

*4　映画「STAR WARS」のレイア姫の言葉．

海馬と全身麻酔

大脳辺縁系*5の一部である海馬は，タツノオトシゴのような形をしていることから，こう名づけられた．生理学的に見ると，海馬の機能は記憶の集配所である．コンピュータにたとえれば，海馬は一時的にデータを蓄えるメモリーである．データを長期的に保存するためにはハードディスクの適切な部位にデータを配送しなければならない．これは脳科学的にも同じで，学習したことを確実にするには，短期的な記憶を長期記憶として大脳皮質に固着（consolidation）させる必要がある．

全身麻酔により逆行性健忘・順行性健忘が生じることはよく知られているが，どんなに長時間麻酔したとしても，自分の名前や住所などを忘れることはけっしてない．すなわち全身麻酔は一時的な短期記憶を消し去るが，長期記憶には影響しない．停電でコンピュータの電源が落ちたときのようである．作業中だったプログラムのデータは失われるが，ハードディスクに保存したぶんは無事である．以上から，全身麻酔薬は少なくとも海馬に影響を与え，その機能を抑制すると考えられる（参考文献1）．

海馬の神経ネットワークはラメラ構造（板状構造）をとっており，歯状回-CA3-CA1と3つのシナプスを介して連続するtri-synaptic pathwayが，海馬長軸を横断する数百μm幅の板状領域内に構成されている（参考文献17）．したがって，海馬を短軸方向にスライスした海馬スライス標本においても神経結合が維持されるので，電気生理学的研究が行いやすい（図4-1）．それが今回の一連の研究に海馬を選んだ理由である．

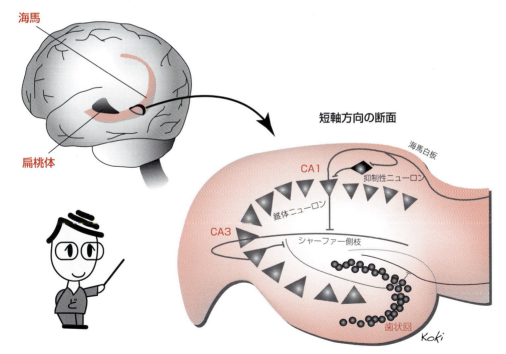

図4-1　脳における海馬と扁桃体の位置，およびラメラ説
海馬の神経ネットワークはラメラ構造（板状構造）をとっており，歯状回-CA3-CA1と3つのシナプスを介して連続するtri-synaptic pathwayが，海馬長軸を横断する板状領域内に構成されている．

*5 大脳の奥深くに位置し，生命維持や本能行動，記憶・情動行動に関与する．

神経入力の変化による全身麻酔薬作用の修飾

Chapter 2 (p.33) の 論文3 で示したように,わたしたちの研究室では海馬スライス標本を使った研究から,(A) 全身麻酔薬はニューロンの細胞体や神経線維ではなく,シナプス伝達に作用する;(B) 静脈麻酔薬(チオペンタール,プロポフォール)は抑制性シナプス伝達に選択的に作用し,反回性抑制を促進する;(C) 揮発性麻酔薬(セボフルラン,イソフルラン,デスフルラン)は主に興奮性シナプス伝達を抑制することを明らかにした.

この図2-7C (p.33) の神経回路モデルを使って,錐体細胞への入力(興奮性シナプス後電位:EPSP slope)と錐体細胞からの出力(集合電位:PSの振幅)の関係を調べたのが図4-2である.一般に,入力が大きくなればCA1領域の発火ニューロン数が増えるから出力は増加する.チオペンタールはこの関係を修飾し入出力曲線を下方移動するが(破線a),入力強度が大きくなると,しだいに抑制効果が少なくなる(破線b).すなわち,入力強度に依存して抑制作用が減弱する.一方,セボフルランでは入出力曲線に対して明らかな影響を及ぼさない.

チオペンタールの適用により反回性抑制が促進され,錐体細胞のGABA$_A$レセプタが活性化すると,抑制性シナプス後電位

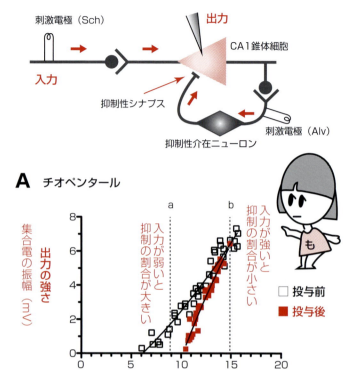

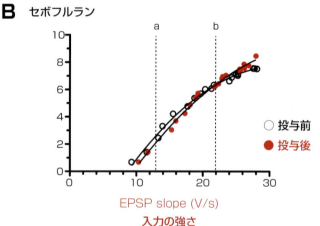

図4-2　海馬スライスにおける錐体細胞への入力(EPSP slope)と錐体細胞からの出力(集合電位の振幅)の関係
図上段に実験の模式図を示す.
Sch:シャーファー側枝,Alv:海馬白板.
A:チオペンタール(10^{-5} mol/l)は,この関係を修飾し入出力曲線を下方移動するが(破線a),入力が大きくなると,しだいに下方移動が少なくなる(破線b).
B:セボフルラン(3.0 vol%)では,入出力曲線に対して明らかな影響を及ぼさない.

（IPSP）により膜電位は陰性にシフト（過分極）する．弱い入力では膜電位が閾値に達しないため錐体細胞は発火しないが，十分に強い入力があれば閾値を超えて発火するであろう．臨床におけるチオペンタール麻酔でも，強い刺激により患者が覚醒してしまう（体動を来す）ことをしばしば経験するが，これはチオペンタールの入力強度依存性による現象と考えられる．

ダーク・ベイダの過去？

モリリン　　ナルホドー！　刺激電極が自動車のアクセルで，EPSP がエンジン，PS が自動車のスピード．そして抑制性介在ニューロンがブレーキってことでしょ（図 4-2）．つまり，アクセル全開でぶっ飛ばしてるスピード狂は誰にも止められないけど，ノロノロ運転だったら制止しやすい（図 4-3）．

どくとる　　そこまでざっくりしてると，いっそ清々しい．

モリリン　　これってズバリ，蒸しタオルでリラックスしている患者さんに麻酔が効きやすいメカニズムでしょ！

どくとる　　そう結論を急がないで，モリリン．それじゃ米田君と同じだ．

モリリン　　えっ，なぜ，このタイミングでベイダの名前が！？

どくとる　　米田君は以前，麻酔科にいたんだよ．

モリリン　　はい，それは知ってます．でもベイダは麻酔科標榜医[*6]を取って，さっさとやめちゃったって聞きましたけど．

どくとる 　いや，米田君は麻酔科学を熱心に勉強してたよ．モリリンと同じように手術中の予期せぬバッキングに興味を持ってね……．実は，図 4-2 のデータは米田君がやった実験だ．

モリリン　　なんとデータのベーダ……ん？　ベーダのデータ！

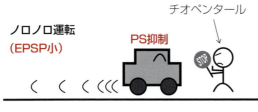

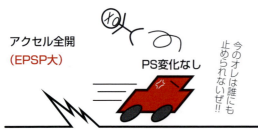

図 4-3　暴　走
アクセル全開でぶっ飛ばしてるスピード狂は誰にも止められないけど，ノロノロ運転だったら制止しやすい．

*6 厚生労働省の認定資格．麻酔科医は，医師免許と麻酔科標榜医免許のダブルライセンスである．

どくとる	"海馬ニューロンの入出力曲線に及ぼす全身麻酔薬の影響"と題して，麻酔科の学会で発表した．
モリリン	学会発表まで！
どくとる	基礎的にはきわめて興味深い結果だと思うけど，問題となったのは，米田君が"図4-2はバッキングのメカニズムだ"と強硬に主張したことなんだ．
モリリン	軽率です！ ネズミくんのデータでヒトの咳嗽反射を論じるなんて！
どくとる	あれ，さっき同じ図を見て"ズバリ，魔法の蒸しタオルのメカニズムでしょう！"って，ブチ上げてたヒトがいたよなあ．
モリリン	（無視）……で，ベイダの学会発表はどうなったんです？
どくとる	質疑応答で，会場の先生方から"海馬の結果だけで臨床麻酔のバッキングは説明できない"と全否定されてね．米田君が麻酔科をやめたのは，その直後のことだった．
モリリン	今明かされるベイダの過去．こうしてベイダはダーク・サイドに堕ちた……．だからって，わたしに八つ当たりすんなー！
どくとる	……というわけで今，追試をしてるところなんだ．モリリン，手伝ってよ．
モリリン	えっ，わたしですかぁー？（今夜は甲南ちゃんとギョーザ・パーティーの予定が……）
どくとる	米田君を見返すには絶好の研究だと思うけど……？
モリリン	えっ，ベイダを見返す？……やります！ いえ，ぜひ，わたしにやらせてください！！
どくとる	わかりやすく燃えてる．

ギョーザの研究？

どくとる	で，どう，研究のほうは？
モリリン	絶賛実験中です！ 今は，チオペンタールを海馬スライスに灌流投与中です．もう30分たちましたから，いいカンジに焼きあがって……じゃなくて，効いてると思います．
どくとる	焼きあがって？ ……アヤシイな．ちょっとPCの画面を見せて．

モリリン	きゃあ，見ないで！　エッチ！
どくとる	どれどれ"焼きギョーザと水ギョーザ，食べ比べ"……なんだ，こりゃ！？
モリリン	そ，それはわたしと甲南ちゃんの食べ歩きブログ……．
どくとる	ふーん，ギョーザもいいけどタツノオトシゴ（海馬）のほうは大丈夫なんだろうな？
モリリン	はいはい，このとおり．じゃーん……えっ，輝線がフラット？
どくとる	おいおい，頼むよ．……でも電極は海馬スライスの正しい位置にあるし，微小電極アンプのセッティングも問題ないようだけど．
モリリン	あっ，こ，これはナント！　刺激開始ボタンを押し忘れてたあ！！

絶賛失敗中？

どくとる	絶賛失敗中だね．……そもそも実験のプロトコールは？
モリリン	図2-7C〔Chapter 2（p.33）〕の実験プロトコールです．チオペンタールの灌流を始めてから，1 Hz（1秒間に1回）の刺激をして，CA1錐体細胞のPSを記録する予定でした．
どくとる	そこで，うっかり電気刺激装置の開始ボタンを押し忘れた……．
モリリン	ギョーザ・ブログに気を取られて……えへ．
どくとる	どれくらい押し忘れてたの？
モリリン	えっと，最後のPS記録のファイル情報を見れば……．オーマイガッ！　最後の刺激の記録は30分前です．No Button, No Gain（ボタン押さなきゃデータもなし）！
どくとる	まあ，No Gainってほどでもないよ．臨床の失敗は患者さんの命に関わるけど，基礎実験の失敗はノーベル賞の母．……今から刺激開始すれば？
モリリン	そうですね．気を取り直して刺激を1 Hzで開始します．もう十分にチオペンタールが効いてるはず……．Push ON！
どくとる	おや，チオペンタールの濃度のわりに抑制が強いな．
モリリン	そうですね．PS小さっ……．ややっ，違うぞ！　みるみるPSが大きくなっていく（図4-4）！

どくとる	本当だ．刺激条件はずっと一定なんだよね？
モリリン	もちろん，一定のままです．刺激は同じなのに，PS が雨後のタケノコのようにニョキニョキと巨大化！　こんなの見たことありません．
どくとる	実に興味深い．これは "use-dependent phenomena（ユーズ・デペンデント・フェノメナ）" だ．
モリリン	えっ，ユース・ケサン・タマリア？
どくとる	それタレント．……use-dependent はいい日本語訳がないんだけど，使用依存性とでも言ったらいいのかな．そのチャネルやレセプタを使えば使うほど効果が増強する．
モリリン	ぶす，ぶす……．
どくとる	また焦げつかせちゃったみたいだね．例を挙げて説明しよう．

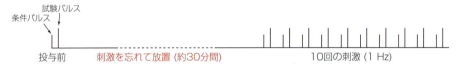

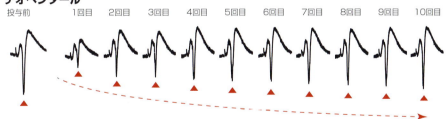

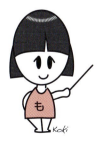

使用依存性変化

Use-Dependent Phenomena

ゆーず・でぺんでんと・ふぇのめな

~~ゆーす・けさん・たまりあ~~

図 4-4　図 2-7C（p.33）の神経回路において誘発した集合電位に及ぼすチオペンタール（10^{-5} mol/l）の作用

30 分間の休止（刺激し忘れ）のあと，刺激を再開すると，集合電位は回数依存性に増大した．

イオンチャネルの使用依存性変化

図4-5Aは心筋のカルシウム電流に及ぼすカルシウムチャネル拮抗薬ベラパミルの作用である．ベラパミルはカルシウム電流の誘発を休止した状態で灌流適用した．適用5分後にカルシウム電流を0.1 Hzで誘発すると（図4-5A：上段のプロトコール），カルシウム電流は使用依存性（use-dependent）に減少した．すなわち，誘発直後の抑制は小さいが，誘発を続けると回数依存性に抑制作用が増強した．同じカルシウムチャネル拮抗薬でもニフェジピンにはこのような使用依存性はなく，1回目の刺激からカルシウム電流の抑制が認められ，さらに刺激を繰り返しても変化しない．

使用依存性を生じるメカニズム仮説のひとつに，open channel block学説がある．ベラパミルは荷電していて脂溶性が低く細胞膜を通過できないため，チャネルが開孔しないと遮断効果を発揮できない（図4-5B）．一方，脂溶性の高いニフェジピンは細胞膜を透過して細胞内からチャネルに結合するので，チャネルが開孔しなくても作用する．臨床的に，ベラパミルは陰性変時作用を示し（心拍数を下げる），ニフェジピンは末梢血管を拡張することが知られているが，これは絶えず反復興奮する心筋のカルシウムチャネルにベラパミルが強く作用し，反復興奮を示さない血管平滑筋のカルシウムチャネルにニフェジピンが作用するためと考えられる．

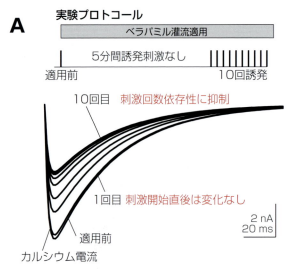

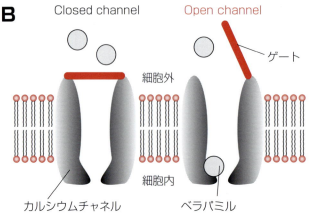

図4-5 心筋のカルシウム電流に及ぼすカルシウム拮抗薬ベラパミルの作用
カルシウム電流は，膜電位固定法により保持電位－40 mVから＋120 mVに100 msの脱分極性パルスを与えて誘発した．
A：カルシウム電流の使用依存性（use-dependent）変化．上段にベラパミル適用プロトコールを示す．
B：Open channel block学説．詳細は本文参照．

失敗は成功の母？

モリリン ゲートが開くとブロッカーがチャネルの中に入り込んで作用するっていう open channel block は理解できました．でも，わたしたちが見たニョキニョキ現象（図 4-4）とは何かが違いますよね．ベラパミルとチオペンタールからの――，ユース・ケサン・タマリアとニョキニョキ現象からの――，焼きギョーザと水ギョーザからの――……．

どくとる モリリンの頭の中って，いったいどんなアセンブリに……．

モリリン いただきました！　焼きギョーザの皮は薄いほうがカリカリで美味しいけど，反対に水ギョーザの皮は厚いほうがモチモチで食感がいいんです！

どくとる ふーむ，反対か……！

モリリン そう，反対なんです！　Open channel block っていうのは，最初は抑制作用が弱くて，ゲートが開くたびに作用が増強するんでしょ？　反対に，わたしたちが見たニョキニョキ現象は刺激を繰り返すと……．

どくとる 作用が減弱する．すごい，モリリン．まさかのギョーザつながりだ！

モリリン きっと，こう考えたらいいんです．さっき，わたしは刺激ボタンを押し忘れちゃったんですけど，それは見方を変えると"すごーく，ゆっくり刺激してた"とも言えますよね？

どくとる 15 分間に 1 回の刺激なら約 0.001 Hz だ．

モリリン その後，刺激し忘れに気づいて 1 Hz で刺激を開始したので，0.001 Hz のゆーっくりの刺激頻度から，1 Hz のはやーい刺激頻度に条件が変わった……．

どくとる なるほど．使用依存性の変化に見えたけど，実は新しい刺激条件（この場合は刺激頻度）に対応して PS の大きさが変化した．つまりチオペンタールの作用には刺激頻度依存性があると？

モリリン そう，それですよ，open channel block じゃなくて！　センセ，よかったですね．わたしの失敗のおかげで，ノーベル賞級の発見ですよ！

どくとる まあギョーザのおかげでもあるけどね．それにしても今日のモリリン，神ってるなあ！

モリリン えへ．わたしのスペックはダテじゃありませんから．……そう，あれは"リバプール・メソッドの秘密"を調べていたときのことだったかしら（遠い目）．

どくとる ……とにかく刺激頻度依存性の仮説，実験で確かめよう．

ナゾは解けた！……のか？

モリリン センセ！ 図4-6を見てください．実験成功です．わたしたちの仮説が証明されました！

どくとる チオペンタールのPS抑制作用には，明らかに刺激頻度依存性があるね．

モリリン ゆーっくり刺激すると抑制作用がハッキリ出ますが，刺激頻度を上げていくと作用が弱くなります．

どくとる 刺激頻度依存性は揮発性麻酔薬（セボフルラン）では認められないね．

モリリン 不思議だなー．

どくとる 文献レビューにあったように，チオペンタールやプロポフォールなどの静脈麻酔薬は，シナプス前終末からの抑制性伝達物質（γアミノ酪酸：GABA）の放出を促進するから〔参考文献18, Chapter 2（p.33）： 論文3 〕．

モリリン そっか．高頻度刺激だとシナプス前終末のGABAを放出し切っちゃって，補充が追いつかないからGABAが枯渇して作用が弱くなるのかも（図4-7）．

どくとる これに対し，揮発性麻酔薬はGABA放出促進作用は弱いので頻度依存性が現れなかったんだろう．

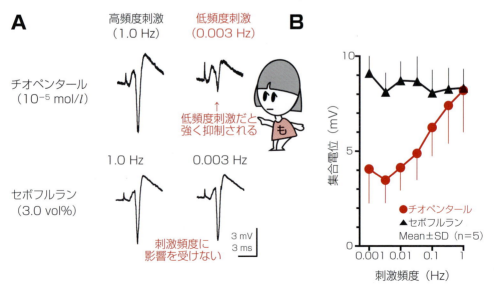

図4-6 海馬CA1における集合電位の振幅に及ぼすチオペンタール（10^{-5} mol/l）およびセボフルラン（3.0 vol%）の作用と刺激頻度依存性の修飾
集合電位は図2-7C（p.33）の方法で誘発した．データポイントはmean ± SD, n = 5.

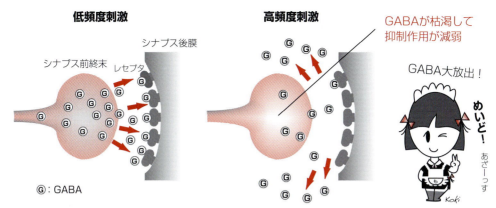

図4-7 抑制性介在ニューロンとCA1錐体細胞間のシナプスの模式図
刺激頻度依存性の修飾メカニズムを示す．GABA：γアミノ酪酸（抑制性神経伝達物質）

モリリン	静脈麻酔薬ペントバルビタールの濃度-反応曲線も作ってみました（図4-8）.
どくとる	ふむふむ．臨床使用濃度で見ると（点線），低頻度刺激では抑制作用があるけど，高頻度刺激では作用が認められないことがわかるね．
モリリン	ニューロンが過剰興奮（高頻度発火）してると麻酔が効きにくいけど，ニューロンがリラックス（低頻度発火）してると麻酔が効きやすい．

ハックルベリーおじさん？

モリリン	あれ？　ひょっとして，これ"魔法の蒸しタオル"に関係あるのでは？　患者さんが緊張してると麻酔が効きにくいけど，蒸しタオルでリラックスすると麻酔が効きやすい．
どくとる	ロジックとしてはおもしろい．
モリリン	センセ，図4-2の結果と合わせワザ1本で"魔法の蒸しタオルの謎を解いた！"というワケにはいきませんか？
どくとる	さあ，どうかな．どちらの結果も海馬で見つけた現象だからね．
モリリン	海馬だっていいじゃないですか．脳には違いありません．
どくとる	でも海馬は記憶の中枢で，恐怖やリラックスとは明らかに違う．
モリリン	メンデルはエンドウ豆で遺伝の法則を見つけたんだし，ハックルベリーおじさんだってイカの神経線維でイオンチャネルの学説を打ち立てたんですよ．

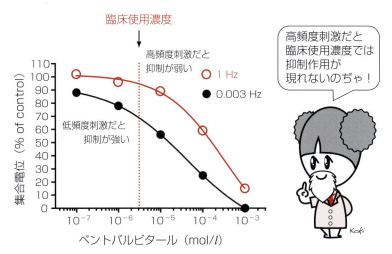

図4-8 海馬CA1における集合電位の振幅に及ぼす静脈麻酔薬ペントバルビタールの濃度-反応曲線と刺激頻度依存性の修飾
集合電位は図2-7C（p.33）の方法で誘発した．

どくとる	ホジキン・ハックスレー[*7]ね……．
モリリン	"コンピュータの麻酔"〔Chapter 2（p.31）〕を思い出してください．コンセントを抜けば真っ暗になるという法則は，テレビやオーブントースターにも当てはまります！
どくとる	モリリンの言うことも一理あるよ．生命の根幹にあるような基本的なルールは植物や昆虫から導き出してもいいかもしれない．でも今回は"麻酔作用に及ぼす蒸しタオル"という，きわめて臨床的な事象だからね．脳科学的に説得力のある実験系が必要なんだ．
モリリン	じゃあ，どこを調べれば？

扁桃……体？

どくとる	それは，やっぱり扁桃体じゃない？
モリリン	へ・ん・と・う・た・い！？　あの風邪引いたときなんかに，腫れるやつ？
どくとる	それは扁桃腺．本当に医師免許，持ってるの？
モリリン	ああ，あれね，脳にあるほうの扁桃体ね……うん，うん．
どくとる	あの，扁桃体は脳にしかないと思いますが．解剖学的に扁桃体は側頭葉の内

[*7] ホジキンとハックスレーは神経細胞の活動電位の研究で1963年，ノーベル賞を受賞した．

側に位置し，海馬と双方向性の神経結合があることが知られている（図4-1）．神経生理学的には……．

モリリン　大脳辺縁系の一部で情動の中枢……でしょ？

どくとる　なんだ，知ってるじゃない．

モリリン　えへ．たった今，思い出したんです，文献レビューで出てきたなって．

どくとる　そうだね．光遺伝学による記憶の書き換え実験の論文だったね（Chapter 2（p.46）：論文7）．

ギョーザの味は忘れない？

モリリン　センセ，そもそも扁桃体って何をしてる所なんですか．解剖学や生理学の本を読んでてもイマイチ頭に入ってこなくって……．

どくとる　そう，まさにそれだよ．

モリリン　はあ？

どくとる　漫然と教科書を読んだり講義を聞いていても，知識が頭に入らないよね．でも楽しかった出来事は，何年も前のことでも鮮明に記憶しているでしょ．

モリリン　確かに．2年前に神戸の学会に行ったときに食べた焼きギョーザは美味しかった．でも，去年の横浜の水ギョーザも捨てがたい……．

どくとる　モリリンは，その2回の学会でどんな講演を聞いた？

モリリン　あら不思議．まったく覚えてない！

どくとる　まさに，楽しかった出来事は記憶に残りやすい例だね．さらに，恐怖体験を忘れないことはもっと大事．

モリリン　そーかなー．ベイダのムカツク顔なんか，すぐ消去したいなー．

どくとる　いやいや，生物が生きていくためには恐怖の記憶のほうがはるかに重要．たとえば，ある子ネズミがうっかり迷い込んで，危うくヘビに食べられそうになった経験をしたとする．この子ネズミがしばらくして，ヘビのことを忘れてしまったら？

モリリン　そんな大事なことを忘れてはダメでしょう？　なん度も繰り返し学習している場合じゃないんだから．次はないぞ，ネズミくん！

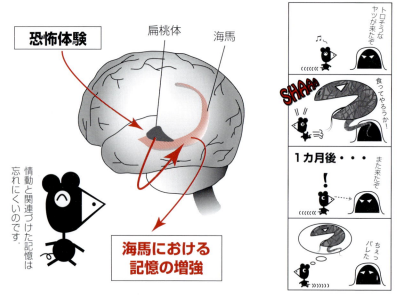

図 4-9 扁桃体による記憶の増強

短期記憶は通常，繰り返して入力しないと数時間から数週間で消去される．つまり繰り返し学習して記憶しないと忘れてしまう．しかし恐怖などの情動によって扁桃体が活性化されると，海馬における記憶が増強されて，1度の入力で長期記憶となってしまうこともある．

どくとる	そうだね．そういった生存に関わるような重要な記憶を増強して，一発で覚えられるようにするのが扁桃体の生理的機能．恐怖体験により扁桃体が活性化されると，海馬における神経活動が亢進して（参考文献19），記憶が増強されるんだ（図 4-9）．
モリリン	なるほどー．ヘビくんとネズミくんのおかげで，扁桃体の役割，一発で覚えました！　そしてセンセは，この扁桃体が"魔法の蒸しタオル"と関係があるとにらんでるわけですね．
どくとる	これから手術を受ける患者さんは"まな板の上の鯉"の心境だから，多かれ少なかれ扁桃体が興奮した状態だと思うんだ．でも患者さんのうなじに蒸しタオルを当てると，リラックスして扁桃体機能が正常化する（図 4-10）……．
モリリン	その扁桃体機能の変化によって全身麻酔作用が修飾されるというわけですね．まさにカ・ン・ペ・キ・なストーリーじゃないですか！
どくとる	まだ仮説の段階だから……．
モリリン	その仮説，証明しましょうよ！

博士と助手の挑戦？

モリリン		センセがいつも脳科学実験室でやってるラットの脳実験ですけど，右脳か左脳か片方しか使いませんよね．
どくとる		そうだけど．
モリリン		使わなかったほうの脳をわたしにください！
どくとる		いいけど．……さては，それを使って扁桃体/海馬スライスに挑戦しようと目ろんでるな．
モリリン		えへ．わかりました？ベイダを倒すにはこれしかありません！
どくとる		動機は不純だけど，モリリン，目が輝いてるね．
モリリン		だって，ワクワクするんです．またしても"神様のなぞなぞ"ですよ．そう，あれは……．
どくとる		アルコールのカットオフの謎を解いたとき（参考文献1）……でしょ？
モリリン		センセ，わたしの心，読みすぎです！

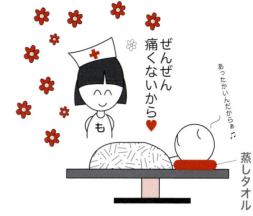

扁桃体機能正常

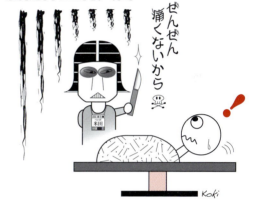

扁桃体過剰興奮

図 4-10　扁桃体機能に及ぼす魔法の蒸しタオルの影響？

《SIX MONTH LATER（6 カ月後）……》

どくとる		あれから6カ月たったけど，どうなってるの．モリリン博士の扁桃体/海馬スライス作製・プロジェクトのほうは？
モリリン博士		それがのう．はっきり言って行き詰まっておる．……ケホ，ケホ．
どくとる		あれ，ちょっと見ない間にフケこんだ？

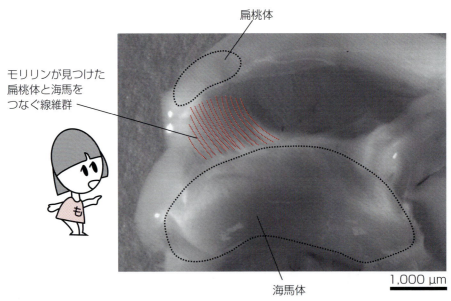

図4-11 モリリンが発見した扁桃体と海馬をつなぐ神経線維(海馬から扁桃体を一部,剥離したところ)

モリじい	センセから分けてもらったラット脳を400 μm間隔でスライスしてのう,一枚一枚ニッスル染色して顕微鏡で見てるんじゃが……ケホ.
どくとる	黄熱病の病原体を発見するために,脳切片標本をなん万枚も作った,野口英世博士のようだな.……それで扁桃体と海馬の神経結合がわかった？
モリリン野口	わたしには,わからない[*8]……ケホ,ケホ.
どくとる	……難航してるんだねー.
病床の老博士	じゃが,気づいたこともあるんじゃ.ある日のこと,わしは実体顕微鏡で大脳辺縁系を観察しながら,周辺の組織を脳ベラで剥がしてみたんじゃ.すると驚くべきことに……ケホ,ゲボッ,オエーッ！
どくとる	演技がウザい.……要するに脳のスライスをいったんやめて,視点を変えてみたってことでしょ.
モリリン	ハイ(シャキッ！),扁桃体を海馬から剥がしてみたら,その間から無数の白くて細い線維群が現れたんです.
どくとる	ほう,きわめて興味深い.
モリリン	……そう,あれは"覆面マーベル"のマスクを剥いだときのことだったわ(遠い目).

[*8] 黄熱病に倒れた野口英世博士の最期の言葉とされる.

どくとる	憑依しちゃった……？
モリリン	その白い線維は，まるで海馬から扁桃体へと吸い込まれていくようなんです（図4-11）．思わず"Morilyn connection"と名づけちゃいました！　略称モリコネ．
どくとる	何かヤバい密売ルートみたいだ．……で，そのモリコネとやらは，すべて同じ方向に走ってるの？
モリリン	きれーいに並行して走ってます．
どくとる	じゃあ，もちろん，その神経線維の走行に合わせて脳をスライスしてみたよね？
モリリン	いえ，別に……あっ，そっか．わたし，たいせつなMorilyn connectionを切断してたのかも！　なーんも考えずカマボコみたいに切ってたもんなー．
どくとる	そうだよ！　Morilyn connectionの角度に合わせてスライスすれば，扁桃体と海馬の神経結合を温存した標本が作製できるんじゃないかな？
モリリン	確かに！
どくとる	角度に加えて，Morilyn connectionがブレグマ（頭蓋骨の矢状縫合の前端）から，なんミリの位置にあるか，実験ノートに記録しておくといいよ．
モリリン	さすが，センセ．あったまいい！　"きのうは偶然いいスライスが切れたけど，きょうはダメだったー！"とか言ってたら，ちゃんとした実験はできませんからね．
どくとる	そう．サイエンスでは正確な記録と再現性も大事．

《ANOTHER SIX MONTH LATER
（さらに6カ月後）》

モリリン	苦節1年，来る日も来る日も，脳を切っては染める試行錯誤を繰り返し，ついに扁桃体/海馬スライスが日の目を見るときが（図4-12）！

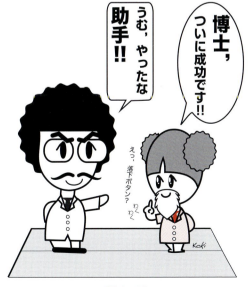

図4-12
……って，細かすぎて伝わらないと思うけど

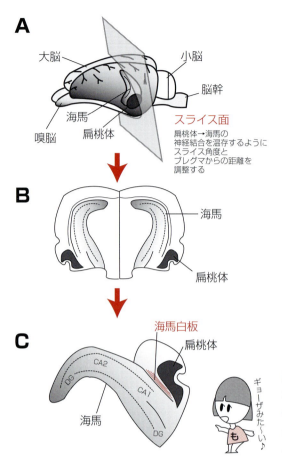

図 4-13 扁桃体 / 海馬スライスの作製
麻酔下にラットから大脳を摘出し,ブレグマ(矢状縫合と冠状縫合の交点)から尾側 4.8 mm において短軸方向にスライスした(A,B).大脳皮質および基底核を除去し,扁桃体 / 海馬スライスを作製した(C).

どくとる	時々ふらーっと脳科学実験室にやって来て,僕がホルマリン固定しておいたラットの脳を切っただけだよね.そうゆうのも苦節 1 年と言うのかな……?
モリリン	(無視)もう,Morilyn dissection と名づけちゃいましたから(図 4-13).略称モリセグ.ギョーザに似てるからギョーセグでもいいかなー.
どくとる	つくづく,欲しがるな.
モリリン	でも,ひとつ残念なお知らせがあります.Morilyn connection(モリコネ)のほうは,すでに海馬白板(alveus hippocampi)というご立派なお名前が!
どくとる	だよね.
モリリン	センセ,知ってたんなら教えてくださいよー!

海馬ニューロンに及ぼす扁桃体の影響

わたしたちは今回作製した扁桃体／海馬スライスを用いて，図4-14のような実験モデルを構築した．海馬放線状層を電気刺激し（刺激電極Rad），CA1錐体細胞の細胞体領域および樹状突起領域において集合電位（記録電極PS）および興奮性シナプス後電位（記録電極EPSP）を誘発する．さらに刺激電極AHを扁桃体海馬野に置き，扁桃体からの神経入力を試みた．

扁桃体→海馬の神経結合（海馬白板）が活かされていれば，刺激電極AHの電気刺激により，CA1錐体細胞（記録電極PS）においてEPSP + IPSPのような波形が記録できる（図4-14右上）．一方，スライス角度がずれるなどして海馬白板が切断されてしまうと，この波形は消失する（図4-14右下）．

海馬CA1の神経活動に及ぼす扁桃体からの修飾作用を確かめるために，わたしたちは次のような実験を行った．まず刺激電極AH（扁桃体からの入力）と刺激電極Rad（海馬放線状層）の刺激を1：1でシンクロさせて，CA1錐体細胞の集合電位PSを記録してみた（図4-15A）．これは扁桃体から通常の入力がある場合（扁桃体の活動が正常）を想定している．

次に扁桃体からの入力が亢進した状態（扁桃体の過剰興奮）をシミュレートするために，扁桃体海馬野に前もってトレイン刺激（200 Hz）を5秒間与えた．それ以外の刺激条件は図4-15Aと同じにもかかわらず，集合電位の振幅は増大した（図4-15B）．この間，興奮性シナプス後電位（記録電極EPSP）には変化が認められなかったことから，放線状層を介する入力の変化ではなく，扁桃体→海馬CA1の神経結合を介した修飾であると考えられた．この結果は，恐怖刺激などの情動により扁桃体が過剰興奮すると，海馬における神経活動が亢進し，記憶が形成されやすくなる脳科学的知見（参考文献19）を裏づけるといえよう．

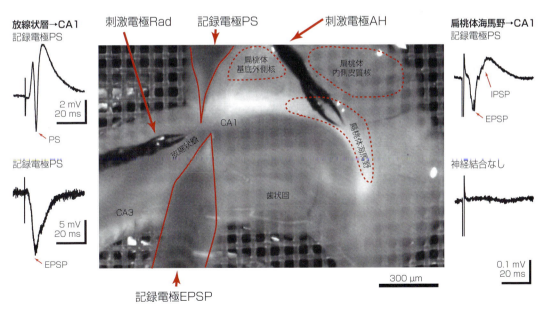

図4-14　扁桃体／海馬スライスにおける電気生理学的実験

海馬放線状層を電気刺激し（刺激電極Rad），CA1錐体細胞の細胞体領域および樹状突起領域において集合電位（記録電極PS）およびEPSP（記録電極EPSP）を誘発する．さらに刺激電極AHを扁桃体海馬野に置き，扁桃体からの神経入力をシミュレートした．

実験プロトコール

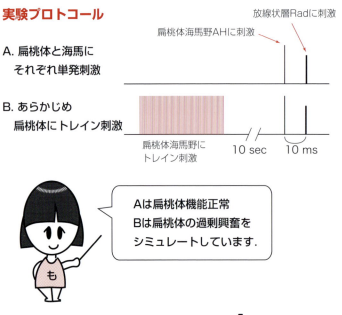

海馬CA1の集合電位

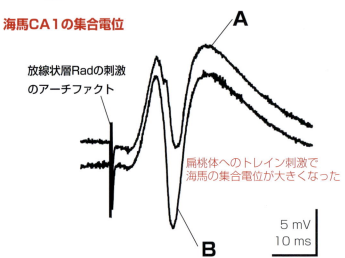

図4-15 扁桃体/海馬スライスにおいて誘発されたCA1錐体細胞の集合電位
A：扁桃体からの入力と海馬放線状層からの入力（0.1 Hz）を1：1でシンクロさせた．
B：扁桃体海馬野に前もってトレイン刺激（200 Hz）を5秒間与えたのち，Aと同じ刺激を行った．扁桃体が過剰興奮すると，海馬の集合電位が増大する．

扁桃体/海馬スライスにおける全身麻酔薬の作用

　実験結果を図4-16に示す．放線状層（Rad）の単発刺激（n = 1）により誘発された集合電位は，プロポフォールを適用しても明らかな影響を受けなかったが，扁桃体海馬野（AH）にプレパルスを与えると著明な抑制効果を示した．さらに興味深いことに，AHに200 Hzのトレイン刺激（n = 1,000）を与えて前処置すると，プロポフォールの抑制作用は消失した．つまりAHへのプレパルス（n = 1）の有無，さらにトレイン刺激（n = 1,000）の有無により，CA1におけるプロポフォールの抑制効果が修飾されることが明らかとなった（図4-16上段）．いわば，扁桃体からの遠隔操作により，海馬CA1錐体細胞における麻酔作用がOFF → ON → Cancelとコントロールされるわけである．このようなAHの神経入力による修飾は，麻酔薬投与前や洗い出し後には認められな

かった．一方，揮発性麻酔薬においても扁桃体による修飾効果は認められたが，静脈麻酔薬ほど顕著ではなかった（図4-16下段）．

> **コラム　海馬における長期増強**
>
> 　海馬のニューロンにトレイン刺激を与えると，シナプス電位の持続的増加が認められることがあり，これを長期増強（long-term potentiation: LTP）と呼ぶ．LTPは記憶や学習の細胞学的メカニズムと考えられており，その成立にはNMDA（N-メチル-D-アスパラギン酸）レセプタが重要な役割を担っている．LTPは脳科学的に興味深いテーマであるが，今回の実験でLTPによる集合電位（PS）の増大が生じてしまうと扁桃体の修飾効果がマスクされてしまう．そこで，わたしたちは，あらかじめNMDAレセプタの遮断薬（アミノ-5-ホスホノペンタン酸：AP-5）を灌流適用してLTPの発現を抑制してから実験を行った．このように，さまざまな神経作動薬を応用して，目的とする神経活動を取り出して選択的に観察できるのも *in vitro*（摘出標本）研究の利点である．

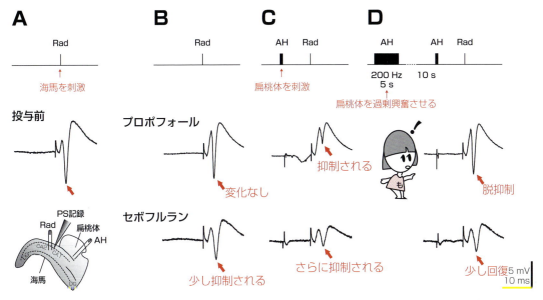

図4-16　扁桃体/海馬スライスにおいて誘発された集合電位に及ぼすプロポフォール（10^{-5} mol/l）とセボフルラン（3.0 vol%）の影響と，扁桃体からの入力による修飾
放線状層（Rad）の単発刺激（n = 1）により誘発されたPSは，プロポフォールを適用しても明らかな影響を受けなかったが，扁桃体海馬野（AH）にプレパルスを与えると著明な抑制効果を示した．扁桃体海馬野に200 Hzのトレイン刺激（n = 1,000）を与えて前処置すると，プロポフォールの抑制作用は消失した．セボフルランでは，このような修飾効果は顕著でない．

その説明，お見事です！

モリリン　扁桃体くんはどうやって，海馬の麻酔作用をコントロールしてるんだろ？

どくとる 　トレイン刺激がヒントになるんじゃないかな．AP-5 が灌流液中に入っているので，LTP を介した反応ではなさそう〔コラム (p.103) 参照〕．とすれば，なんらかの伝達物質が枯渇したってこと．

モリリン 　扁桃体によるコントロールは，GABA 放出を促進するプロポフォールでハッキリ現れるわけだから，やっぱ伝達物質としては GABA がクサイです．

どくとる　こういう仮説はどうだろう．扁桃体から海馬 CA1 領域に来ている神経線維は，CA1 錐体細胞近傍の抑制性介在ニューロンに軸索を伸ばしているよね（図 4-17）．

モリリン　Morilyn connection……改め，海馬白板！

どくとる　ここでは，静脈麻酔薬適用下の状況を考えよう．放線状層を刺激しただけでは CA1 錐体細胞の集合電位は抑制されない（図 4-17A）．なぜなら静脈麻酔薬は興奮性シナプス伝達にはほとんど影響しないから．

モリリン　抑制性介在ニューロンも錐体細胞に遅れて発火するけど，その抑制作用はタッチの差で間に合わないんだ．

どくとる　"タッチの差" のことをシナプス遅延と言う．だからそのシナプス遅延のぶん，早めに扁桃体海馬野にプレパルスを与えると，抑制性介在ニューロンからの GABA 放出と錐体細胞の興奮がシンクロする（図 4-17B）．

モリリン　図 4-16 で，扁桃体海馬野の刺激電極 AH をオンにしたとたん，集合電位がちっちゃくなりました！

どくとる 　一方，前もって扁桃体海馬野にトレイン刺激（200 Hz）を与えておくと，抑制性介在ニューロンの GABA が一時的に枯渇するので，静脈麻酔薬の抑制作用が現れない（図 4-17C）．だから（図 4-16D 上段）脱抑制が起こる．

モリリン　ちっちゃくなってた集合電位が大きく回復．センセ，その説明，お見事です！

どくとる　そう，あれは "ナゾの術中覚醒" 事件（参考文献 1）のことだった……（遠い目）．

モリリン　こらこら，マネしない！

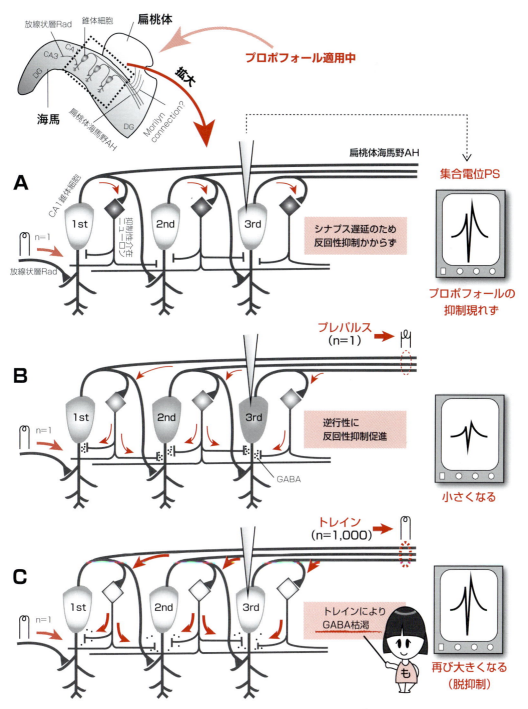

図 4-17 扁桃体 / 海馬スライスにおけるアセンブリモデル
詳細は本文参照.

Bench to Bedside！

どくとる
今回の扁桃体/海馬スライスの研究から，静脈麻酔薬の作用には，入力強度依存性・入力頻度依存性，そして扁桃体からの入力依存性があることがわかった．

モリリン
患者さんが過緊張状態で，入力強度・発火頻度が高く，扁桃体の興奮が強いほど麻酔作用が弱いってことですよね．反対に"蒸しタオル効果"で患者さんをリラックスさせ，ニューロンへの入力強度・ニューロンの発火頻度を下げ，扁桃体の興奮を鎮めれば麻酔作用が増強する（図4-18）．

どくとる
その効果は，揮発性麻酔薬よりも静脈麻酔薬で，より顕著に認められるようだ．

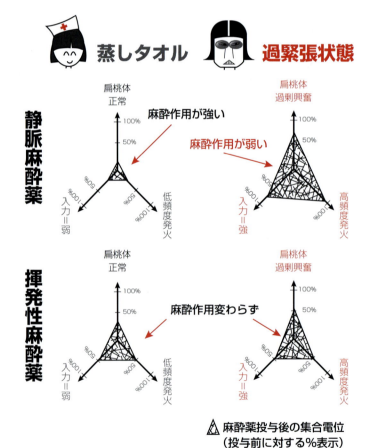

図4-18 魔法の蒸しタオルを科学する

全身麻酔薬による集合電位の抑制作用は，扁桃体の興奮・入力の強さ・発火頻度によって修飾を受ける．各軸は全身麻酔薬投与後の集合電位の大きさ（投与前に対する％表示）を表す（三角形の面積が小さいほど意識レベルが低下）．

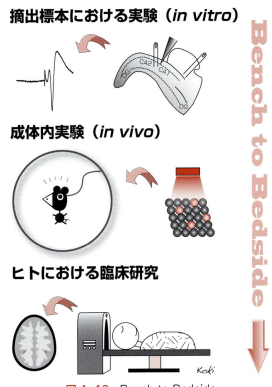

図 4-19　Bench to Bedside
基礎研究（Bench）で得られた成果を臨床（Bedside）に応用する．

モリリン	図 4-18 の三角形の面積は何を表しているんですか？
どくとる	"全身麻酔の効果は，さまざまな要因によって修飾される多面体である" ということを表す三角形だね．三角形の面積が小さいほど意識レベルは低下し，麻酔が深くなる．
モリリン	博士，ついに"魔法の蒸しタオル"のメカニズムを解明しました！
どくとる	うむ，やったな，助手！……って，まだまだだと思う．
モリリン	えーっ，まだダメなんスかぁ？
どくとる	今回の結果は，扁桃体／海馬スライスにおける摘出標本（in vitro）から導き出されたものにすぎない．Chapter 2 で読んだ光遺伝学的手法を用いるなどして，in vitro の現象が実験動物の生体内（in vivo）でも起こっているか確認する必要がある．
モリリン	丸ごとのネズミくんの実験が必要なのかー．
どくとる	さらに磁気共鳴機能画像法（fNMR）などを使って，ヒトの頭の中でも証明

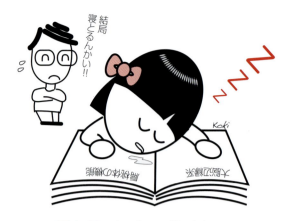

図 4-20　あーあ，ヨダレたらして

するべきだろうね．このように，研究室で得られた基礎的知見を，ヒトにおける臨床応用につなげる研究を translational research（橋渡し研究）と言うんだ．

モリリン　　Bench to Bedside（基礎から臨床へ）ですね（図 4-19）！

どくとる　　そう．そこまでやって，やっと"全身麻酔薬の作用は，神経入力のパターンや扁桃体の過剰興奮によって修飾される"という記述が教科書に載る．

モリリン　　教科書の一文一文の重みがずーっしり伝わってきました．

どくとる　　もう居眠りして，ヨダレとか垂らせないね（図 4-20）．

モリリンの凱旋！

どくとる　　どうだった，日本麻酔科学会は？

モリリン　　やっぱ，いいですねー！……中華街のギョーザは！！

どくとる　　あのさ……（イラっ）．

モリリン　　わかってますって！　ちゃあんと，扁桃体/海馬スライスの結果（図 4-2 ～ 17）を発表してきました！

どくとる　　図 4-2 が入ってるってことは，米田君のデータも併せて発表したんだ？

モリリン　　はい！　筆頭演者はわたし．共同演者はセンセとベイダです．

どくとる　　宿敵を仲間に入れるとは，どうゆう風の吹き回し？

モリリン	だって，わたしたちが扁桃体/海馬スライスにたどり着いたのは，ベイダのデータ（図4-2）がきっかけじゃないですか．
どくとる	なるほど．
モリリン	わたしもベイダも"神様のナゾナゾ"を解きたい気持ちはきっと同じ．ベイダだって，麻酔が不安定になるメカニズムに興味を持って，懸命に実験したに違いないんです．それが学会で全否定されるなんて……！
どくとる	たしかに学会は他人を否定したりおとしめる場ではなくて，互いに切磋琢磨して医学の進歩につなげるのが目的．
モリリン	だから，これはわたしとベイダのリベンジだったんです．
どくとる	……で，あっさり返り討ちとかじゃないよね？
モリリン	それどころかナント！ 最優秀演題賞を受賞（参考文献20）しちゃいました！！
どくとる	すごい，おめでとう．モリリンや米田君の実験結果が，晴れて学会で認められたわけだ．堂々の凱旋だね！
モリリン	センセや用多先生のお導きのおかげです！ それに今回，麻酔科学会に参加して，わかったことがあるんです……．
どくとる	ここでギョーザとか言ったら100tハンマーだかんね．
モリリン	違いますよー！ わたしだって，たまにはガチなこと言うんです．……今まで"麻酔って，なんか魔法みたーい"って思ってたんですけど，実はひとつひとつの薬理作用や方法・手技にちゃーんとサイエンスやロジックがあって……．

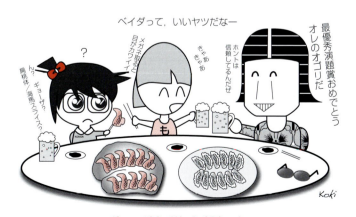

ギョーザ食べ比べ（？）パーティー

どくとる	そのエビデンスを確立するのに，世界中の麻酔科医が全身全霊を注いでる．
モリリン	そーなんです！ 麻酔薬は魔法のコナじゃないし，喉頭鏡も魔法のツエじゃないってわかったんです！！ だからわたし，もうちょっと麻酔科学の世界を探検してみようと思います．それからでも遅くないと思うんです，自分が麻酔科医に向いているかどうか考えるのは……．
どくとる	Return of the Jedi[*9]……！ おかえり，モリリン！

---

*9 映画「STAR WARS/Episode VI」の副題．正義の騎士が帰還しダーク・サイドを克服する．

Chapter 5

モリリン，専門医試験を受ける

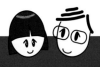

モリリン	わあ，センセ．探してたんですぅ！
どくとる	やあ，モリリン，久しぶり．……確か，呉羽山総合病院で麻酔科研修中だったよね．病院のスタッフと仲良くやってる？
モリリン	もう，チームワーク，バッチリです！　こないだも手術部・ICU 合同ギョーザ・パー……．
どくとる	ところで用って？
モリリン	あ，そうそう．実はわたし，専門医試験を受けることにしたんです．
どくとる	ほう，モリリンもついに麻酔科医になる決心を？
モリリン	いや，まだそう決めたわけじゃないんです．モリリンの医学ミステリーを巡る旅は続く……．
どくとる	なんじゃ，それ．……じゃあ，こんな問題はどう？

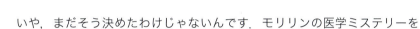

図5-1は，1846年10月16日（Ether Day）にハーバード大学で行われた世界初のエーテル麻酔の様子である（ロバート・ヒンクリー作）．この絵を見て下記の問題1-2に答えなさい．

問題1　ここに描かれている1-14の人物の中で，10月16日に実際にはいなかったのは誰か？

モリリン	……専門医試験に出ますか，コレ？
どくとる	うん，出る出る．医学史の問題だから．
モリリン	ふーん，そーかー，出るのかー，この問題がねー．
どくとる	つべこべ言わず解答すること．
モリリン	10月16日のEther Dayにいなかったのは，4のパーソン先生と7のジョナサン・ワレン（ワレンJr）先生です．この2人は出張中で，記念すべきEther Dayには立ち会えませんでしたが，その後エーテル麻酔を普及させるために五臓六腑（ごぞうろっぷ）の大活躍！
どくとる 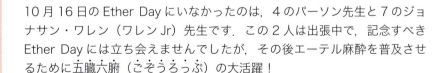	八面六臂（はちめんろっぴ）ね．……その功績を後世に残すためにヒンクリーは，実際にはいなかったパーソンとワレンJrを描いた（Chapter 1参照）．実はこの2人に加えて，1の新聞記者もいなかったんだよ．
モリリン	えっ，ここへきて，新事実をぶっこまないでくださいよー！

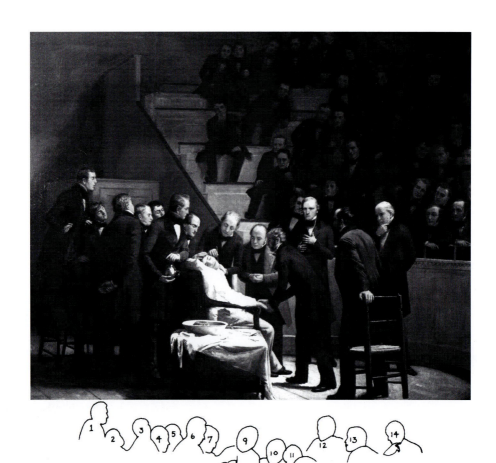

図5-1 1846年10月16日にハーバード大学で行われた世界初のエーテル麻酔（ロバート・ヒンクリー作）
1：新聞記者，**2**：外科医ダルトン，**3**：外科医ウェリントン，**4**：外科医パーソン，**5**：外科医ヒルドレス，**6**：麻酔科医モートン，**7**：外科医ジョナサン・ワレン，**8**：患者アボット，**9**：執刀医ジョン・ワレン，**10**：見学者フロスト，**11**：外科医ヘイウッド，**12**：外科医ビューロー，**13**：内科医グールド，**14**：外科医タウンセンド

どくとる	1846年にはすでに銀板写真の技術があったんだ．ジョサイア・ホウズという写真家がEther Dayを取材してたけど，手術の血を見て気分が悪くなり退場したらしい．
モリリン	あーあ，ちゃんと撮ってれば，インスタ映えする写真になったのに……．

問題2 ここに描かれている1-14の人物の中で"お尋ね者"は誰か？

モリリン	……もう一度聞きますけど，専門医試験に出ますか，コレ？
どくとる	うん，出る出る．医学史の問題だから．

モリリン	医学史……てゆーか，麻酔科学の黒歴史（ぷんぷん！）．お尋ね者は，6の麻酔科医モートンです．若いころモートンは詐欺師でした．架空のトンネル会社"ウィリアム・T・G・モートン協会"を作って資金を持ち逃げしたり，偽造文書で金儲けをたくらんだり，資産目的の偽装結婚までしてます（参考文献 3）．
どくとる	そうらしいね．その後，モートンは歯科医ウェルズに弟子入りした．その理由は，歯科医で開業したら儲かりそうだから．肝心の歯科の勉強はろくにしなかったらしい．
モリリン	なん度，人生やりなおしたら気がすむんでしょうか，このヒト．
どくとる	モートンは義歯メッキの件で，ハーバード大学の化学者ジャクソン教授の所に相談に行くんだけど，このときエーテル麻酔の話を小耳にはさむ．持ち前の嗅覚で"これは儲かる！"と直感したモートンは，エーテル麻酔による"無痛抜歯"を開業した．

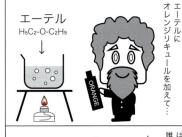
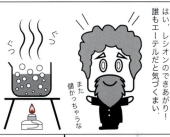
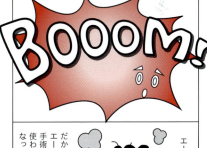
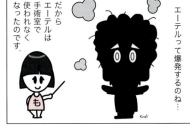

モートンくんの **3分クッキング**

モリリン	エーテルを"レシオン"と偽ってまで，お金儲けしようとした神経が理解できません．麻酔は神様からの贈り物なのに！　それどころか，抜歯の麻酔経験しかないのに，大学病院で行われる外科手術の全身麻酔を引き受けてるんですよ，ホイホイと．
どくとる	モートンにしてみれば，ハーバード大学で自分の麻酔法にお墨付きをもらって，もっと儲けるための"一世一代の大博打"だったんじゃない？
モリリン	でも見方を変えると，モートンがいなかったら Ether Day はなかったかも

どくとる　しれないなー．

どくとる　そうだね．モートンの思惑とは違ったかもしれないけど，彼の強欲と無分別な行動が結果的に近代麻酔科学の礎を築いたのは事実．

モリリン　やっぱり Ether Day は黒歴史なんかじゃなくて，医学史の輝かしいマイルストーンだってことですね．

問題3 図5-2は，11種類の全身麻酔薬A-Kにおける，脂溶性および麻酔力価（麻酔作用の強さ）の関係をグラフにしたものである．このグラフから全身麻酔薬の作用メカニズムを考察しなさい．

モリリン　全身麻酔薬は，それぞれ作用の強さが違うし分子構造にも共通点がないように見えますが，脂溶性と麻酔力価の関係をグラフにすると，なんとバラバラに見えた麻酔薬が一直線に並ぶのです！　これを発見したメイヤー先生とオバートン先生の名をとって，メイヤー・オバートンの法則と呼ばれています．メイヤー・オバートンの法則は，圧拮抗作用〔Chapter 2（p.25）：**論文1**〕とともに"全身麻酔薬は膜脂質に溶け込んで，細胞膜機能を修飾する"という"脂質説"の重要な根拠のひとつとなっています．

どくとる　実によどみのない説明だね．

モリリン　まあ，麻酔ミステリーを旅してきたワタシテキには，チョロいもんですわ，ホホホ……．

どくとる　図5-2の挿絵を見て．

モリリン　なんスか？　このタコ．……いや，イカか？

どくとる　次にグラフの縦軸を見て．

モリリン　えっ……ルシフェラーゼ？

どくとる　ルシフェラーゼは，ホタルイカの発光物質の酵素で100%タンパク質なんだ．

モリリン　脂質が含まれていないルシフェラーゼで測定し

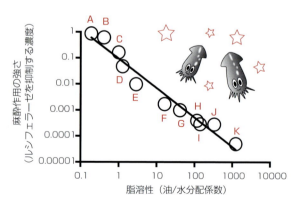

図5-2　11種類の全身麻酔薬A〜Kにおける，脂溶性（油/水分配係数）および麻酔力価（ルシフェラーゼを抑制する麻酔薬濃度）の関係
ルシフェラーゼは発酵バクテリアやホタルイカの発光酵素（タンパク）である．

た麻酔力価が，脂溶性と相関する……？

どくとる　事象Aと事象Bが相関するからといって因果関係があるとはかぎらないんだよ．前にやったでしょ（参考文献1参照），麻酔ミステリーの旅人さん．

モリリン　そっか．油に溶けやすいってことは水に溶けにくいってこと．水に溶けにくいってことは，タンパク分子の疎水ポケットに入り込みやすいってこと．つまりこのグラフは，"脂質説"じゃなくて"タンパク説"を示しているんだ．

どくとる 　そう．図5-2 はメイヤー・オバートンの法則の反証なんだ．全身麻酔薬は膜タンパクの疎水ポケットに入り込んで分子構造を修飾するという，フランクス博士とリーブ博士の"タンパク疎水ポケット仮説"の根拠になっている（参考文献8）．

モリリン　見方を変えるって大切だなあ．

どくとる　時を同じくして，エバース博士が脳内にハロタンの飽和部位があることを突き止めた．これは，ハロタンの膜脂質への物理的溶解では説明しにくい現象で，タンパク説を支持する結果になった（参考文献21）．

モリリン　決定的なのは，光学異性体*¹の研究でしたね．同じ揮発性麻酔薬イソフルランなのに，（+）イソフルランとその光学異性体の（-）イソフルランで，麻酔の強さが違う．（+）イソフルランも（-）イソフルランも脂溶性は同じなんだから，脂質説では説明できません（参考文献22）．

どくとる　Chapter 2（p.50）で読んだ 論文8 も，タンパク説を支持する結果だよ．

モリリン　たしか"光ピカッ"でオタマの麻酔をコントロールしちゃう実験でしたけど？

どくとる　光で分子構造が変化するアゾ化プロポフォール（AP2）を用いたわけだけど，AP2の分子式は光に関係なく同じ．つまり，光を当てても当てなくても脂溶性は変わらない．

モリリン 　なのに"光ピカッ"で分子構造が変わると，麻酔作用はON/OFFする．膜タンパクにAP2の結合部位があると仮定しないと説明できません．つまりタンパク説ってこと．……結局この問題って，脂質説からタンパク説へのパラダイム・シフトを考察させる問題だったんですね．深いなー．

---

*¹ 分子式は同じであるが，分子構造が鏡像で異なっている．右旋性を（+），左旋性を（-）で表す．

問題 4 図 5-3 は，カナダの 66 の病院における 162,190 手術症例の輸血率と術後死亡率（30 日後および 1 年後）の関係を調べたグラフである．この結果から考えられることを考察しなさい．

モリリン おお，ぐっと臨床的な問題！

どくとる "出そうな問題" というリクエストにお応えしました．

モリリン 図 5-3 から，輸血をすると死亡率が上がることがわかります．ズバリ，輸血はカラダに悪い！

どくとる どうして輸血で死亡率が上がるのかな？

モリリン 輸血するってことは，他人の血液細胞が体の中に入るわけだから，一種の臓器移植ですよ．それによる免疫力の低下が予後に影響するのでは……？

どくとる なるほど．図 5-3 だけ見せられたら，モリリンが言ったような考察になるよね．

モリリン いやいや，センセ．ほかにどんな考え方があると……？

どくとる じゃあ図 5-4 を見て．これは図 5-3 のデータベースを使って，別の集計をしたグラフ．輸血率の低-高で病院を 4 群に分けた．つまり病院群（I）は輸血率が低く，病院群（IV）は輸血率が高い．

モリリン あれっ？ 病院群（IV）はたくさん輸血をしてる病院なのに，病院群（I）と死亡率が変わらないぞ！ 元データは図 5-3 のハズなのに，ナゼ……？

どくとる 問題 3 と同じだよ．事象 A と事象 B に関連があるように見えても，因果関係があるとはかぎらない．

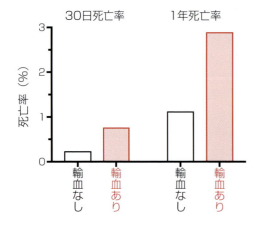

図 5-3 カナダの 66 の病院における 162,190 手術症例の輸血率と術後死亡率（30 日後および 1 年後）の関係を調べたグラフ
輸血なし：125,175 人，輸血あり：37,015 人
(Karkouti K, Stukel TA, Beattie WS, et al. Relationship of erythrocyte transfusion with short- and long-term mortality in a population-based surgical cohort. Anesthesiology 2012; 117:1175-83 のデータを引用改変)

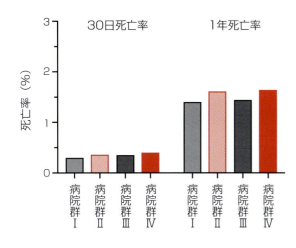

図 5-4 図 5-3 のデータベースを使って，別の集計をしたグラフ
輸血率の低-高で病院を 4 群に分けた．病院群（Ⅰ）：輸血率 10.3-14.6％，病院群（Ⅱ）：輸血率 14.7-19.5％，病院群（Ⅲ）：輸血率 19.6-26.7％，病院群（Ⅳ）：輸血率 26.8-57.9％
(Karkouti K, Stukel TA, Beattie WS, et al. Relationship of erythrocyte transfusion with short- and long-term mortality in a population-based surgical cohort. Anesthesiology 2012; 117:1175-83 のデータを引用改変)

モリリン　うーん．輸血と死亡率の間に潜むバイアスかぁ．なんだろ？

どくとる　論文の筆者らは，多施設大規模検討が "測定不能なバイアス" をはらむ可能性があると述べている．

モリリン　162,190 症例も検討してて，すごく信頼性の高い結果だと思ってたのに，逆にそれがバイアスになってるって，イッタイ……？

どくとるこれだけの大規模検討になると，診療スタッフのレベルにばらつきが生じる（図 5-5）．たとえば，診療水準の高いチーム A は，エビデンスや患者の状態に基づいて適切な輸血を行うので，輸血量は少なくなる．チーム A はそれ以外の診療レベルも高いので，死亡率は低い．

モリリンそか．何事も "残念な" チーム B の死亡率は高くなる．でも，それは輸血が直接の原因じゃない．

どくとる　輸血率は診療レベルの一側面を表していただけ．

モリリン　ちょっとマッタ！　病院群（Ⅲ）（Ⅳ）ではチーム B のような "残念チーム" の割合が高くなるから，やっぱり死亡率が上がるハズでは……？

どくとる輸血率が高い病院だからといって診療レベルが低いとはかぎらない．輸血が必要になる困難症例や高度な診療・手術を行っている場合だね．反対に，輸血率が低い病院にも残念な医療スタッフはいるだろう．どんな病院にもチーム A とチーム B は混在するってこと．

モリリン　それなら，医療スタッフの診療レベルを数値化して "測定不能なバイアス" を "測定可能" にしちゃえば……？

どくとる　理論的にはそうだけど，現実的に医療スタッフの診療レベルを数値化する

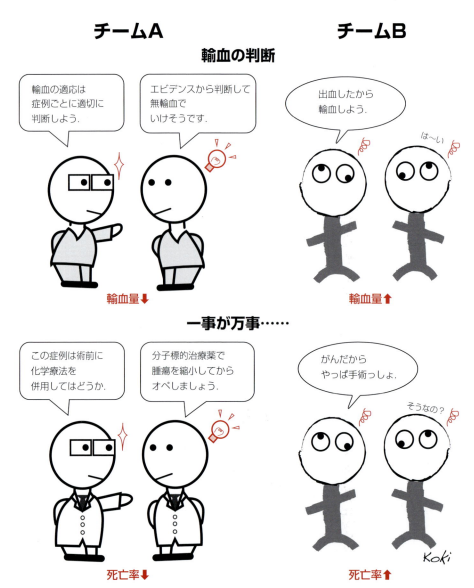

図5-5 "測定不能なバイアス"による結果の修飾

のは難しい．だってギョーザ・パーティーばかりしているように見えるけど，数々のミステリーを解決した優秀な麻酔科医かもしれないでしょ．

モリリン めちゃくちゃナットクしました！　ガッコの実力テストじゃないんだから，医療スタッフに安直な順位なんかつけられないよなー．

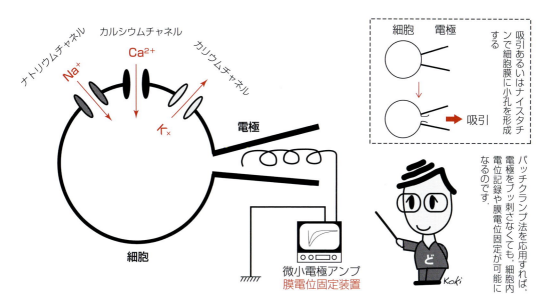

図5-6 細胞膜に存在する電位依存性ナトリウムチャネル，カルシウムチャネル，カリウムチャネルおよびガラス管微小電極の模式図
パッチクランプ法を応用すれば，ガラス管微小電極と細胞内が電気的に導通し，細胞内電位記録や膜電位固定法が可能になる．

問題5 図5-6の細胞における膜電流 I_m は下記の式で表される．この細胞において電位依存性カリウムチャネル（Kv）の活動を観察したい．どのような方法が考えられるか？

$$I_m = I_{Na} + I_{Ca} + I_{Kv} + C_m \cdot dV_m/dt \cdots\cdots（式1）$$
（I_{Na}：ナトリウム電流，I_{Ca}：カルシウム電流，I_{Kv}：カリウム電流，C_m：膜容量，V_m：膜電位）

モリリン	そーいえば，Chapter 2（p.28）の 論文2 （全身麻酔薬作用を拮抗する）で，電位依存性カリウムチャネル（Kv）の話が出てきました．
どくとる	視床内側核へのKv抗体の微小注入が全身麻酔作用を拮抗した実験だったね．
モリリン	あの実験は"全身麻酔薬がKvに影響する"ってことが前提だったじゃないですか．でもKvに対する全身麻酔薬の影響って，そもそもどうやって調べたんだろなーってギモンに思ってたんです……．
どくとる	まさに，その方法に関する問題．
モリリン	そーですね．まず膜電位や膜電流を測定するために，この細胞にガラス管微小電極をブッ刺します．
どくとる	お手柔らかにね．

モリリン	次に，テトロドトキシン（フグ毒）とカルシウムチャネル拮抗薬（ニフェジピン）を使って，ナトリウムチャネルとカルシウムチャネルを遮断します．そうすると（式1）は下記のように書き換えられます．

$$I_m = I_{Kv} + C_m \cdot dV_m/dt \quad \text{（式2）}$$

どくとる	いいぞ，モリリン．さすがリケジョ！
モリリン	刺入した電極を使って細胞を電気刺激し，活動電位を誘発します．これはKvを通ったカリウムイオンによる活動電位ですから，このKv依存性活動電位に及ぼす全身麻酔薬の影響を調べれば，Kvに対する作用が明らかになります！
どくとる	うーん，残念でした！！
モリリン	センセ，寄せて上げないでくださいよ！
どくとる	上げて落とす，でしょ．……カリウムチャネルが開孔するとカリウムイオンは外向きに流れ，細胞膜は過分極するので興奮は生じない．そもそもナトリウムチャネルとカルシウムチャネルを遮断したら，活動電位は発生しないんだ．
モリリン	がーん．Kv依存性活動電位という設定に無理があったか！
どくとる	フィクションだね……．でも（式2）まではよかったのに．あとは，$C_m \cdot dV_m/dt$ をなんとかすればいいんだよ．
モリリン	その項は意味不明なので無視しちゃいました，えへ．
どくとる	たしかに C_m は不明だけど，dV_m/dt は膜電位を時間で微分したという意味．Δt 秒間に膜電位 ΔV_m がどれだけ変化したか．
モリリン	いただきました！　膜電位 ΔV_m を人為的に一定時間，一定の電位に固定すれば，$dV_m/dt=0$．つまり（式2）は，ハイ，このとおり！

$$I_m = I_{Kv} \quad \text{（式3）}$$

Kvチャネル電流だけ測定できるようになります．

どくとる	そういうこと．電位を一定に固定して膜容量電流をゼロにし，膜イオン電流を観察できるようにするのが膜電位固定法の基本原理．次の問題では，実際に膜電位固定法を使って麻酔のメカニズムを考えよう．

問題6 図5-7は，膜電位固定法により測定した心筋カルシウム電流に及ぼすカルシウムチャネル拮抗薬ベラパミルおよび揮発性麻酔薬セボフルランの影響である．この図を見て，ベラパミルおよびセボフルランの作用機序について考察しなさい．なお Hodgkin-Huxley モデルによれば，カルシウム電流 I_{Ca} は時間 t の関数として下記の式で表される．

$I_{Ca} = G_{Ca} \cdot d(t) \cdot f(t) \cdot (V_m - E_{Ca})$ （式4）
$d(t) = 1 - \exp(-t/\tau_d)$ （式5）
$f(t) = \exp(-t/\tau_f)$ （式6）

〔G_{Ca}：チャネルの通りやすさ・コンダクタンス，$d(t)$：チャネルの活性化，$f(t)$：チャネルの不活性化，V_m：膜電位，E_{Ca}：チャネルの平衡電位，τ_d：チャネル活性化の時定数，τ_f：チャネル不活性化の時定数〕

モリリン	コレをわたしに解けと？
どくとる	まあまあ．図5-7のカルシウム電流の波形は，Chapter 3 の図3-5(p.59)，Chapter 4 の図4-5（p.90）ですでに出てきたものだよ．
モリリン	そう言われると"ユース・ケサン・タマリア"と"逆Yの悲劇"で見たかなー．
どくとる	ここから読んだ人は，なんのことかサッパリわからないね．
モリリン	てゆーか，意味不明なんですけど，この問題！
どくとる	……と思って，モリリンのモチベーションが上がるようなゲストを連れてきたよ．

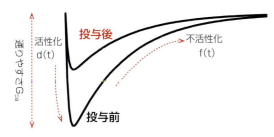

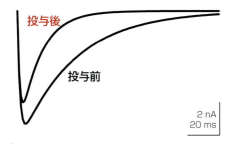

図5-7 心筋カルシウム電流に及ぼすカルシウムチャネル拮抗薬ベラパミルおよび揮発性麻酔薬セボフルランの影響
カルシウム電流は，膜電位固定法により保持電位−40 mV から+10 mV へ100 ms の脱分極性パルスを与えて誘発した．

モリリン　ゲストって，まさかの……？

Dr. 米田 　ふっ……．こんな問題も解けないとは，まだ青いな．

モリリン　そ，その声はベイダ！　どこから湧いてきた？

Dr. 米田　膜電位が人為的に固定されているから，（式4）の膜電位 V_m は一定の値．平衡電位 E_{Ca} もネルンストの式[*2]で決まる．したがって（V_m-E_{Ca}）の項はベラパミルやセボフルランを投与しても変化しない……．この問題を解くカギは $G_{Ca}\cdot d(t)\cdot f(t)$ の項にある！

どくとる　米田君に1 pointだね．今の指摘を踏まえて，もう一度図5-7を見てみよう．

モリリン　うーん．ベラパミルもセボフルランも，フツーにカルシウム電流の振幅を抑制してるように見えるけど……？

Dr. 米田　いや，よく見るとカルシウム電流の波形が違っている……．

モリリン　そうだわ，これは"デンボロー病の謎"を解いたときと同じ……（遠い目）．

どくとる　おお，モリリンが神ってきた……！

モリリン　ベラパミルはカルシウム電流の活性化や不活性化のカーブに影響することなく，振幅を抑制しています．おそらく（式5）（式6）の時定数ではなく，（式4）のチャネルの通りやすさ G_{Ca} に影響を及ぼしています．

どくとる　モリリンに1 point！

Dr. 米田　うぬぬ，小ざかしいヤツめ．セボフルランのほうは，カルシウム電流の振幅というより不活性化を早めている．したがって（式6）の……．

モリリン & Dr. 米田 　**τ_f を短縮している！**

どくとる　Gooooooooood Job！　どうやら，この勝負は引き分けだね．
（式4・5・6）を用いたコンピュータ・シミュレーションの結果から，ベラパミルは G_{Ca} を，セボフルランは τ_f をそれぞれ抑制することが確かめられているんだ（参考文献23）．

モリリン　ベラパミルは open channel blocker として，カルシウムチャネル・タンパクの特別な部位を塞ぐんでしたよね〔図5-8左，Chapter 4（p.90）参照〕．セボフルランはどこに作用するんだろ……？

[*2] 細胞内外のイオン濃度の違いにより生じる電位差を計算する式．

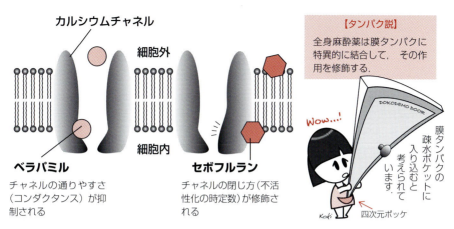

図5-8 Hodgkin-Huxley方程式を用いたカルシウム電流の解析から推定されるベラパミルとセボフルランの作用部位

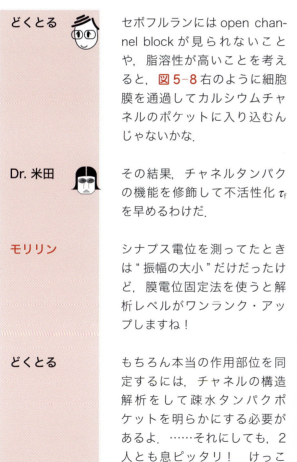

どくとる：セボフルランには open channel block が見られないことや，脂溶性が高いことを考えると，図5-8右のように細胞膜を通過してカルシウムチャネルのポケットに入り込むんじゃないかな．

Dr. 米田：その結果，チャネルタンパクの機能を修飾して不活性化 τ_f を早めるわけだ．

モリリン：シナプス電位を測ってたときは"振幅の大小"だけだったけど，膜電位固定法を使うと解析レベルがワンランク・アップしますね！

どくとる：もちろん本当の作用部位を同定するには，チャネルの構造解析をして疎水タンパクポケットを明らかにする必要があるよ．……それにしても，2人とも息ピッタリ！ けっこう仲いいんじゃない？

モリリン＆Dr. 米田：だれが！！！

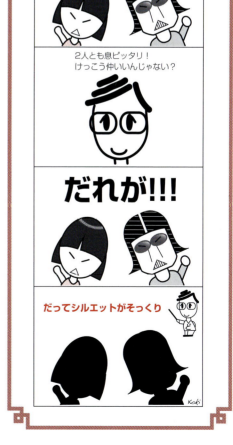

問題7 現代の臨床麻酔において，全身麻酔薬の主な適用方法は静脈内注射と吸入であるが，これよりも効果的で調節性の高い"未来の麻酔"を考察しなさい．

モリリン	静注や吸入以外の適用方法かー．……経口や経皮じゃないですよね？
どくとる	経口や経皮的にも麻酔薬を投与することは可能だけど，"効果的で調節性の高い"適用方法とは言えないでしょ．
モリリン	あ，思い出したぞ．WOMEN IN BLACK だ！〔Chapter 2 (p.50)：論文8〕
どくとる	そう，光を使う手はあるかも．あらかじめ"カゴ入り麻酔薬"を投与しておいて，特殊な光で麻酔深度を調節する．
モリリン	でもよく考えると，脳は頭蓋骨に被われてますよ．図2-15（p.52）みたいに網膜経由で脳に光を当てるのは現実的にはムリがあるかなーと．
どくとる	実は，光以外にも磁場や超音波でチャネルやレセプタをコントロールする基礎研究は進められているんだ（参考文献24）．
モリリン	そか．磁場や超音波なら，頭蓋骨の外からでもイケる！
どくとる	図5-9Aは，超音波と圧電ナノ粒子を応用して膜電位依存性チャネルをコントロールする方法．
モリリン	厚手なの……？
どくとる	圧電ナノ粒子！ 超音波などの物理的エネルギーを電気に変換する性質を持つナノレベル（100万分の1ミリ）の大きさの粒子のことだよ．
モリリン	むしろ，ちょー薄手だった……．
どくとる	静止状態（興奮してない）の細胞膜では，細胞内の電位はマイナスに分極してるでしょ．
モリリン	−70から−90 mVくらいです．
どくとる	圧電ナノ粒子を使って細胞外の電位をマイナスにすれば，脱分極が生じて電位依存性チャネルが開孔するんだ．
モリリン	逆に細胞外の電位をプラスにして過分極させれば，興奮が抑制されます．
どくとる	この方法なら，脳の任意のエリアを選択的に興奮させたり抑制したりできる．

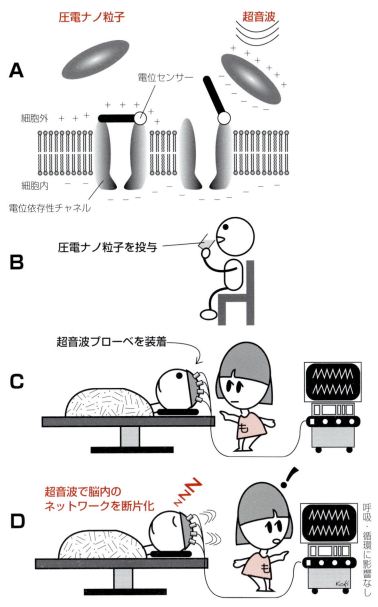

図5-9 A:超音波と圧電ナノ粒子を応用して膜電位依存性チャネルをコントロールする方法
全身麻酔＝goal directed therapy（目標指向型療法）と考えて，脳内ネットワークの断片化を全身麻酔のゴールとすれば，"麻酔薬"を使わなくても麻酔状態になるかもしれない（B・C・D）.

モリリン　そーか！　磁場や超音波でニューロンをコントロールして，視床皮質路とか前頭葉から頭頂葉のネットワークを断片化させれば，意識が消失するはずです！

どくとる　"ネットワークの断片化＝全身麻酔"をゴールとする goal directed therapy だね〔Chapter 2（p.42）：論文6〕．

モリリン　タンパク説や脂質説を超越した理論じゃないですか．だって麻酔薬そのものが出てこないんだもん！

どくとる　それに，この方法が可能になれば，全身管理の観点からも優れているかもしれないよ．だって全身麻酔で血圧が下がるのは〔Chapter 3：図3-5（p.59）〕，麻酔薬が全身投与されているから．磁場や超音波を脳の特定の部位に当てるだけなら，心臓・血管や交感神経，呼吸・循環中枢にも影響を及ぼさない．

モリリン　てゆーことは，心循環抑制や呼吸抑制が生じない，理想の全身麻酔法（図5-9B・C・D）．まさに未来の麻酔です！

どくとる　どう，僕の予想問題，ワクワクしたでしょ？　……あれれ，モリリン，どうしたの，荷物をバッグに詰めて？

モリリン　こーなったらもう，専門医試験どころじゃありません．わたし，行かなくっちゃ！

どくとる　行くって……いったい，どこへ？

モリリン　決まってるじゃないですか．未来の麻酔を探しに行くんです！

参考文献

● 第 1 章

1. 廣田弘毅．麻酔をめぐるミステリー：手術室の「魔法」を解き明かす．京都：化学同人；2012.
2. Wolfe RJ, Robert C. Hinckley and the recreation of the first operation under ether. Boston: Boston Medical Library; 1993.
3. Fenster JM. Ether day. New York: HarperCollins Publishers; 2001.
4. Desbarax P. Morton's design of the early ether vaporisers. Anaesthesia 2002; 57: 463-9.

● 第 2 章

5. Johnson FH, Flagler EA. Hydrostatic pressure reversal of narcosis in tadpoles. Science 1950; 112: 91-2.
6. Moss GW, Lieb WR, Franks NP. Anesthetic inhibition of firefly luciferase, a protein model for general anesthesia, does not exhibit pressure reversal. Biophysical J 1991; 60: 1309-14.
7. Daniels S. Pressure and anesthesia. In: Moody E, et al., editor. Molecular bases of anesthesia. New York: CRC Press; 2000. p.69-94.
8. Franks NP, Lieb WR. Molecular and cellular mechanisms of general anaesthesia. Nature 1994; 367: 607-14.
9. Greenfield SA, Collins TFT. A neuroscientific approach to consciousness. Prog Brain Res 2005; 150: 11-23.
10. Rosanova M, Gosseries O, Casarotto S, et al. Recovery of cortical effective connectivity and recovery of consciousness in vegetative patients. Brain 2012; 135: 1308-20.
11. Redondo RL, Kim J, Arons AL, et al. Bidirectional switch of the valence associated with hippocampal contextual memory engram. Nature 2014; 513: 426-30.
12. Shimojo S, Simion C, Shimoio E, et al. Gaze bias both reflects and influences preference. Nat Neurosci 2003; 6: 1317-22.
13. Kramer RH, Mourot A, Adesnik H, et al. Optogentic pharmacology for control of native neuronal signaling proteins. Nat Neurosci 2013; 16: 816-23.

● 第 3 章

14. Quigley TM, Stoney RJ. Arteriovenous fistulas following lumbar laminectomy: the anatomy defined. J Vasc Surg 1985; 2: 828-33.
15. 廣田弘毅，中西拓郎．腰椎椎間板手術に合併した腹部大血管損傷の 1 症例．臨床麻酔 1991; 15: 1615-6.

● 第 4 章

16. Hirota K, Sasaki R, Yamazaki M. Pre-synaptic function explains age-dependent actions of general anesthetics in the rat hippocampal synaptic transmission. Toxicol In Vitro 2012; 26: 872-7.
17. Anderson P, Soleng AF, Raastad M. The hippocampal lamella hypothesis revisited. Brain Res 2000; 886: 165-71.
18. Collins TF, Mann EO, Hill MR, et al. Dynamics of neuronal assemblies are modulated by anaesthetics but not analgesics. Eur J Anaesthesiol 2007; 24: 609-14.
19. Kajiwara R, Takashima I, Witter MP, et al. Amygdala input promotes spread of excitatory neural activity from perirhinal cortex to the entorhinal-hippocampal circuit. J Neurophysiol 2003; 89: 2176-84.
20. 佐々木利佳，廣田弘毅，山田正名ほか．扁桃体機能は海馬における全身麻酔薬作用を修飾する —扁桃体 / 海馬複合体スライスを用いた検討—．日本麻酔科学会第 60 回学術集会 最優秀演題賞．2013 年，札幌市．

● 第 5 章

21. Evers AS, Berkowitz BA, d'Aviqnon DA. Correlation between the anesthetic effect of halothane and saturable binding in brain. Nature 1987; 328: 157-60.
22. Lysko GS, Robinson JL, Casto R, et al. The stereospecific effects of isoflurane isomers in vivo. Eur J Pharmacol 1994; 263: 25-9.
23. Hirota K, Fujimura J, Wakasugi M, et al. Isoflurane and sevoflurane modulate inactivation kinetics of Ca^{2+} currents in single bullfrog atrial myocytes. Anesthesiology 1996; 84: 377-83.
24. Rivnay J, Wang H, Fenno L, et al. Next-generation probes, particles, and proteins for neural interfacing. Sci Adv 2017; 3: e1601649.

あとがきと解説(プチ)

　本書をお読みいただき，ありがとうございました．野放図なオヤジギャグから難解な専門用語まで飛び出し，戸惑った（呆れた？）読者もおられるでしょう．でも，本を1冊読破するのは，コンサートホールでベートーベンやチャイコフスキーの交響曲を聴くのと似ていないでしょうか．うっとりするような美しい旋律があれば難解なリズム・パロディも出てきますが，その起伏を乗り越え最終楽章まで到達したとき，初めて見えてくる風景があります．

　Chapter 1では，麻酔科医だったら誰でも知っている"世界初のエーテル麻酔"を，画家ロバート・ヒンクリーの目で見直してみました．するとどうでしょう，世界初の麻酔科医ウィリアム・モートンや，この大発見を論文発表したハーバード大学教授ヘンリー・ビューローの別の顔が見えてくるではありませんか．そうです，"見方を変えると新しい発見がある"が本書を通じて共通のコンセプトになっています．

　Chapter 2の文献レビューは，麻酔科学の論文にとどまらず，意識や記憶の論文をひもときました．世界の脳科学者たちは，意識や記憶を消去する全身麻酔薬を"研究ツール"として見ています．脳科学者の目で見た麻酔メカニズムを探っているうちに"光で麻酔をコントロールする"という発想にも出会いました．

　モリリンがスピン・オフして不思議の国に迷い込むChapter 3"逆Yの悲劇"は，もちろん，ミステリー作家エラリー・クイーンの名作"Yの悲劇"へのオマージュです．パラレル・ワールドから眺めた麻酔ミステリーと言ってもいいでしょう．Chapter 4では，とうとうモリリンが自分で研究を始めます．モリリンはなん度か実験に行き詰まりますが，見方を変えることで扁桃体/海馬スライスというブレーク・スルーにたどり着きます．

　Chapter 5には"専門医試験"という文言を入れてみました．"すわ，麻酔科専門医試験の予想問題か？"と思って本書を手にした麻酔科医の先生，ごめんなさい．"試験の見方を変えて，こんな問題はいかが？"という個人的趣向です．しかしながらChapter 1-4の内容をおさらいしつつ，さらに内容を掘り下げられるよう配慮したつもりです．

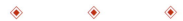

　さて，最後に残ったプチ・ミステリーのタネ明かしをしておきましょう．折に触れてモリリンが"遠い目"でつぶやく謎の呪文は，モルトビー教授の著書"Notable Names in Anaesthesia"（麻酔の偉人たち）から引用したものです（総合医学社より邦訳あり）．

エイヤーのTピース（Chapter 1：p.18）

　フィリップ・エイヤー（1902-1979）は英国の麻酔科医．エイヤーは小児麻酔にも精通していたが，当時の麻酔器の麻酔回路は重くて（事故抜管しやすい）太く（死腔が大きい）一方弁の性能も悪かった（呼吸抵抗になる）ので，新生児の全身麻酔には適さなかった．エイヤーは，

呼気弁がなく細くて軽いTピース回路を発明した．エイヤーのTピースは，現在のジャクソン・リース回路の原型となっている．モリリンは麻酔回路の構造から，モートンのエーテル・ケトルの弱点を看破した．

アプガーのバイオリン〔Chapter 2：図 2-10（p.38）〕
　ヴァージニア・アプガー（1909-1974）は米国の麻酔科医．コロンビア大学の産科麻酔科教授だったアプガーは，新生児の出生時評価法として世界的に有名なアプガー・スコアを考案した．アプガーは音楽家としても知られ，バイオリン製作にも携わった．アプガーのバイオリンは現在コロンビア大学に収蔵されている……はずであるが，どうしてモリリンが弾いてる？

ウーリーとローの麻酔事件（Chapter 3：p.69）
　英国医学史に残るもっとも有名な麻酔事故のひとつ．1947年10月13日，脊髄くも膜下麻酔を受けたアルバート・ウーリー（56歳）とセシル・ロー（45歳）が術後に重篤な下半身麻痺を呈した．当時，英国の病院では医療機器の洗浄に強酸を用いていたが，この酸が穿刺針や注射器を介してくも膜下腔に誤投与され，癒着性くも膜炎を来したと考えられた．この事件の全容が解明されたのは43年後の1990年であった．この事件に比べれば"逆Yの悲劇"はスピード解決？

リバプール・メソッドの秘密（Chapter 4：p.91）
　トーマス・セシル・グレイ（1913-2008）は英国の麻酔科医．グレイは1946年，気管挿管による過換気，筋弛緩薬クラーレによる不動化，笑気による鎮静を基本とする全身麻酔法・リバプール・メソッドを発表した．現代の麻酔科医なら目を剥きそうな麻酔法であるが，1940年代としては画期的であった．当時の全身麻酔は，エーテルなどによるマスク麻酔が主流であったので，呼吸器合併症や心循環抑制による麻酔事故が後を絶たなかった．"非常に浅い麻酔が安全につながる"と逆転の発想をしたのはグレイの慧眼であろう．Ether Day からちょうど100年後のことであった．ちなみにクラーレも open channel block を示し，TOF モニター[*1]に応用されている．クラーレの場合はシナプス後膜だけでなく，シナプス前終末からのアセチルコリン放出も関与した複合反応と考えられている．

n-アルコールのカットオフ現象の謎（Chapter 4：p.97）
　これはモルトビー教授の著書ではなく，拙著"麻酔をめぐるミステリー"（化学同人）からの引用．n-アルコール類[*2]は麻酔作用を有し，炭化水素基の炭素数を増やしていくと麻酔作用が増強するが，炭素鎖数＝11～13で突然麻酔作用が消失する．これをカットオフと呼び麻酔メカニズムを考えるうえで重要な現象である．モリリンは n-アルコール類の濃度／反応曲線のコンピュータ解析から，カットオフの謎を解いた（参考文献1）．

覆面マーベルの正体（Chapter 4：p.98）
　ジョン・ボニカ（1917-1994）は米国の麻酔科医．ボニカは1953年，1,500ページに及ぶ"The Management of Pain"を著し，これは現在でもペインクリニックのバイブルと

[*1] Train of four：筋弛緩モニターのための4連刺激
[*2] 直鎖の炭化水素を持つアルコール族

されている．ボニカは医学生時代，プロレスで学費を稼いでいたが，大学に知られないよう"覆面マーベル"と名乗っていた．覆面マーベルは1941年，世界チャンピオンに君臨した．

ナゾの術中覚醒事件（Chapter 4：p.104）

"麻酔をめぐるミステリー"からの引用．ある麻酔器の笑気カットオフ機構（低酸素防止のための安全装置）の故障により，他の正常な麻酔器の笑気濃度が下がり術中覚醒（手術中に患者が予期せず覚醒してしまうこと）を生じた事件．探偵KOKIは手術室の配管図から原因を特定した．病院中に網の目のように張り巡らされる医療配管は，あたかも脳内の神経結合のようである．

デンボロー病の謎（Chapter 5：p.124）

マイケル・デンボロー（1929-2014）は英国の内科医で，悪性高熱症を初めて報告した．悪性高熱症は，現在でも，もっとも恐れられている全身麻酔の併発症のひとつであり，彼の名を冠してデンボロー病とも呼ばれる．悪性高熱症の発症メカニズムは，筋小胞体のカルシウムチャネルの異常に基づくカルシウム誘発性カルシウム放出の暴走である．

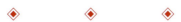

　本書を上梓するにあたり，以下の方々のご協力を得ました．紙面を借りてお礼申し上げます．ロジャー・モルトビー教授（カルガリー大学）からは，ロバート・ヒンクリーの貴重な情報をご教授いただきました．博学多識なモルトビー教授のウィットに富んだ助言に，わたしはなん度助けられたことでしょう！　当教室の新進気鋭の麻酔科医，伊東久勝先生と亀山暁世先生からは，ボストン・マサチューセッツ総合病院（MGH）に今も保存されているEther Domeや，モートンが使用したエーテル気化器の貴重な写真をご提供いただきました．若手麻酔科医の古田美奈子先生はモリリー・クイーンの目で"校閲ガール"をしてくれました．リトル・モリリンたちの素朴な疑問や他愛もない会話は，いつもわたしをインスパイアしてくれます．共同研究者の佐々木利佳先生（富山大学　麻酔科学）には（毎度ながら）容赦ないダメ出しをいただきました．彼女は日本麻酔科学会で最優秀演題賞を受賞したリアル・モリリンの一人です．一般人代表では，わたしの妻，廣田弘美さんの意見を参考にしました．モリリンのヘア・スタイルとドングリマナコは，彼女からパクったものです．最後に，どくとるとモリリンの"ぶっとんだ"ダイアローグを寛容かつ辛抱強く見守っていただいた，克誠堂出版の土田　明様に深く感謝いたします．

　モリリンは未来の麻酔法を探しに世界へ飛び出して行きましたが，いつかまた一緒に麻酔メカニズムの冒険をする日が来ることを信じています．

　　　　　　　　カーテン・コールで，ためらいのない花束がいただけることを祈りつつ……

索 引

欧 文

A
agent-specific　33
──── theory　31
alveus hippocampi　100

B
BIS　26, 27, 79, 82

C
CA1　84, 88, 101, 102, 104
──── 錐体細胞　33, 105
caged neurotransmitter　51

E
EPSP　84, 101
Ether Day　9, 10, 11, 15, 16, 113, 116, 133
Ether Dome　10, 16, 19, 134

F
fMRI　39

G
GABA　29, 93, 104
$GABA_A$ レセプタ　44, 50, 84
γアミノ酪酸　93
Gca　123, 124
goal directed therapy　44, 45, 127, 128

H
Hebb 仮説　46
Hodgkin–Huxley モデル　123

I
IPSP　85, 101

K
Kv　28, 30, 44, 121

L
LORR　25

LTP　103, 104

M
MAC　81

N
n-アルコール　133
NMDA レセプタ　35, 103
N-メチル-D-アスパラギン酸　103

O
open channel block　90, 91, 133
──── 学説　90
open channel blocker　124
optochemistry　49

P
photopharmacology　49
PS（population spike）　84, 88, 101

S
slow oscillation　42, 44
stroke volume variation　61
SVV　61

T
target-controlled infusion　26, 39
τ_d　123
τ_f　123〜125
TCI　26, 39
tri-synaptic pathway　83

U
unitary theory　32
use-dependent　90
──── phenomena　89

和 文

〔あ〕
アセンブリ　36, 37, 44, 45, 47, 48
圧拮抗　24, 26
──── 作用　25

圧電ナノ粒子　126, 127

い
イソフルラン　33, 35, 84

お
オプトケミストリー　49

〔か〕

海馬　29, 36, 83, 87, 88, 96〜102, 104, 105
　　──白板　33, 100, 101, 104
カットオフ　133
カルシウム電流　59, 90
　き
気化器　17〜19
機能的核磁気共鳴画像法　39
揮発性麻酔薬　33, 35, 84, 106
強度依存性　85, 106
　け
ケタミン　35, 41, 42
　こ
光学異性体　117
興奮性シナプス後電位　84, 101
興奮性シナプス伝達　33, 34, 44, 84
コンダクタンス　125

〔さ〕

最小肺胞濃度　81
　し
刺激頻度　91
　　──依存性　92〜94
脂質説　26, 28, 44, 116, 117
視床　29
視床内側核　28, 40
視床皮質路　29, 39, 40, 42, 44
シナプス　105
　　──遅延　104
シャーファー側枝　33
集合電位　33, 84, 101, 102, 104
樹状突起　33, 101
使用依存性　89, 90
笑気　25
静脈麻酔薬　33, 35, 84, 106
　す
水構造仮説　32, 44
錐体細胞　84, 88, 101, 102, 104
睡眠紡錘波　40
　せ
正向反射の消失　25
楔前部　41
セボフルラン　28, 33, 35, 41, 42, 58, 59, 84, 103
　そ
相転移温度説　32

疎水タンパクポケット　126
疎水ポケット　125

〔た〕

大脳辺縁系　83, 95, 98
タンパク説　28, 117, 125
タンパク疎水ポケット仮説　117
　ち
チオペンタール　33, 35, 84, 87, 88
チャネル活性化の時定数　123
チャネルの活性化　30, 123
チャネルの通りやすさ・コンダクタンス　123
チャネルの不活性化　30, 123
チャネル不活性化の時定数　123, 125
長期増強　103
聴性脳幹反応　40
　て
デスフルラン　28, 35, 84
電位依存性カリウムチャネル　28, 30, 44, 121
電位依存性チャネル　44
　と
統合情報量　38, 44
　　──Φ（ファイ）　37
統合情報理論　37, 38, 40
島皮質　42
特殊感覚系路　39

〔な〕

　に
ニフェジピン　90
　ね
ネットワークの断片化　42, 127, 128
ネルンストの式　124

〔は〕

バイスペクトラルインデックス　26, 79
パッキング　27, 79, 86, 87
パッチクランプ法　121
　ひ
光遺伝学　36, 46, 47, 95, 107
光薬理学　49, 50
非特殊感覚経路　39
頻度依存性　106
　ふ
ブレグマ　99, 100

プロポフォール　33, 35, 39, 41, 42, 44, 50, 51, 56, 84, 102, 103, 105

へ

ベラパミル　90
扁桃体　48, 94, 96〜102, 104〜106
　——海馬野　101〜105
ペントバルビタール　93

ほ

放線状層　101〜105

〔ま〕

膜電位依存性チャネル　29, 126
膜電位固定法　59, 121, 122, 126

め

メイヤー・オバートンの法則　116, 117

〔や〕

よ

抑制性介在ニューロン　33
抑制性シナプス後電位　84
抑制性シナプス伝達　33, 34, 44, 84

〔ら〕

ラメラ構造　83

り

リガンド開孔型チャネル　29
臨界容量仮説　24〜26, 32, 44

る

ルシフェラーゼ　26, 116

人　名

Hodgkin-Huxley　125
ウェルズ, ホース　10, 13, 115
ジャクソン, チャールズ　10
ビューロー, ヘンリー　9, 11, 114, 132

ヒンクリー, ロバート　7〜9, 14, 15, 114, 132, 134
モートン, ウィリアム　10〜12, 114, 115, 132, 134
ロング, クロウフォード　10

廣田 弘毅(ひろた こうき)

富山大学 医学部医学科卒業.
医学博士,麻酔科専門医・指導医.
日本麻酔科学会「山村記念賞」受賞.

著書・訳本に
　麻酔をめぐるミステリー　手術室の「魔法」を解き明かす(化学同人)
　　日めくり麻酔科エビデンス アップデート　(克誠堂出版)
　　　～1日1つ,3カ月で100の知見を得る～
　　PBLD形式で学ぶ麻酔科危機管理　　　　　(克誠堂出版)
　　　～麻酔科医がコマンダーとなって冷静に行動する～
　　ミラー麻酔科学(メディカル・サイエンス・インターナショナル)
　　ICUブック(メディカル・サイエンス・インターナショナル)
など26篇.

趣味はチェロ演奏.「杉谷の森合奏団」を主宰し,ボランティアで病院コンサートを定期的に開催している.

メカニズム探検ツアーにようこそ!
"麻酔"迷宮オデッセイ　　　　　＜検印省略＞

2018年3月3日　第1版第1刷発行

定価（本体3,900円＋税）

著　者　廣　田　弘　毅
発行者　今　井　　　良
発行所　克誠堂出版株式会社
〒113-0033　東京都文京区本郷3-23-5-202
電話 (03)3811-0995　振替 00180-0-196804
URL　http://www.kokuseido.co.jp
印　刷　株式会社双文社印刷

ISBN978-4-7719-0497-2　C3047　¥3900E
Printed in Japan ©Koki HIROTA, 2018

・本書の複製権・翻訳権・上映権・譲渡権・公衆送信権（送信可能化権を含む）は克誠堂出版株式会社が保有します.
・本書を無断で複製する行為（複写,スキャン,デジタルデータ化など）は,「私的使用のための複製」など著作権法上の限られた例外を除き禁じられています．大学,病院,診療所,企業などにおいて,業務上使用する目的（診療,研究活動を含む）で上記の行為を行うことは,その使用範囲が内部的であっても,私的使用には該当せず,違法です．また私的使用に該当する場合であっても,代行業者等の第三者に依頼して上記の行為を行うことは違法となります．
・JCOPY ＜（社）出版者著作権管理機構　委託出版物＞
本書の無断複写は著作権法上での例外を除き禁じられています．複写される場合は,そのつど事前に（社）出版者著作権管理機構（電話 03-3513-6969, Fax 03-3513-6979, e-mail : info@jcopy.or.jp)の許諾を得てください．